50歳からは肉ときどき野菜が正解。

栄養カウンセラー
定 真理子 著

新宿溝口クリニック院長
溝口 徹 監修

JN257664

マイナビ

はじめに

この本を手にとってくださっているのは、50歳前後の方だと思います。

みなさんは〝いま〟を謳歌していますか？　思いきり楽しめていますか？

「もう年だし……」「若くないから」と引け目を感じていたり、「顔のシミやシワが気になって」「昔より20kgも太っちゃったから」なんて、出不精になったりしていませんか。

なかには「最近疲れやすくて……」「更年期以降、からだの調子が悪くて」という方もいるかもしれませんね。

そんな人は、食べ方に問題があるかもしれません。


私はいま60歳を目前にした、いわゆる〝アラ還〟です。

ご多分にもれず、50歳を過ぎた頃に更年期を経験しましたが、それ以降はおかげさまで元気です。いえ、むしろ絶好調！

栄養カウンセラーとして、日々忙しく働き、講演やセミナーで日本各地を飛び回っていますが、疲れ知らず。自分で言うのもなんですが、お肌に潤いはあるし、髪の毛もボリュームがあってツヤもあるほう。「それウィッグ？」なんて聞かれるくらいです。

仕事帰りには、体形維持のため、ベリーダンスや加圧トレーニングのクラスに通っています。20代や30代に交じって、楽しくダンスや筋トレに励んでいます。

そんな私を見て、同世代の友人たちは「なんでそんなに元気なの？」と聞いてきます。

その答えはずばり、必要な栄養をきちんと摂っているから。

栄養不足がないから、疲れずに、新しいことにもチャレンジできるのです。いくつになってもキレイでありたいという気持ちを持ち続けて努力することももちろん大切ですが、一番の秘訣はやっぱり「食事」にあるのです。


50歳からの食べ方は〝**肉、ときどき野菜**〟が基本です。

「え〜、お肉⁉」、「〝野菜、ときどき肉〟の間違いじゃないの？」と思われるかもしれませんが、本当です。栄養学的に見ても、私がカウンセリングをしている多くの女性や、私自身の経験からも言えること。

多くの人が、加齢にともなって野菜中心の食事や粗食を心がけるようですが、これは間違い。そんな食べ方をしていたら、60代、70代になる頃にはシワシワのヨボヨボですよ！

まだまだ人生を元気に楽しめる年齢なのに、間違った食事を続ければ、年齢以上の老け顔になったり、思うように動けなくなったり。なんらかの病気に悩まされる可能性だって高くなります。そんなのもったいないでしょう！

50歳から元気な人と、50歳を過ぎたら一気に老け込んでしまう人の差は、食べ方にあるのです。

もちろん、気持ちも大事です。

50歳というのは、少し複雑な年齢ですよね。

「人生もう半分……」「あとは老いるだけ」なんて諦めて喪失感に陥ったり、これまでの人生を走馬灯のように振り返ってみたり。未来を見ずに、後ろばかりを懐かしんでいては、やりきれない気持ちになってしまう人もいるでしょう。

今でこそ、あっけらかんとしている私ですが、50代前半にはみなさんと同じような気持ちにどっぷりはまり、年齢に抗っていたときがあります。

おばさんだと思われたくなくて年齢を隠したり、閉経したことに気づかれないように生理があるように装ったり。いま考えるとバカバカしいのですが、当時は本気でした。とにかく「もう50歳」であるということを認めたくなかったんですね。

でもあるとき、こう思ったんです。

「どうせ年をとるなら、醜く老いるのではなく、可愛く老いればいいんだ！」

どうしたって年はとるし、老化も進みます。若い頃と〝変わらないこと〟にこだわってもしょうがない。

へたにしがみついて、20代、30代と同じようなファッションや髪型に執着すれば、痛々しくなったり、余計に老けて見られたりしますよね。

だから、変わらないことにこだわるのではなく、50年という年月の中で生まれた自分なりの味わいみたいなものを生かしながら、可愛らしく、なるべく緩やかに年を重ねられればいいなあと考えるようになったのです。

加齢に抗うのではなく、むしろ素直に受け入れてみること。そして、前向きにこれからの未来にむかって努力することが大切なのだと。

老いに対しての考え方を変えたら、心がすごく軽くなりました。そして、自分のからだとしっかり向き合う気持ちも強くなりました。

そんなふうに吹っ切れてからは、前向きな気持ちが影響してか、食事や栄養状態がいいせいか、疲れたり、ストレスがあっても、リカバリーが早くなってきています。

人並みに風邪も引きますし、腰が痛くなったり、やる気が出ないことだってありますす。でも、多少体調が悪くても、それがだらだらと長引くことはありません。

仕事や家庭で落ち込むことがあっても、しばらくすると気持ちを切り替えることができます。これも、栄養のおかげです。

50代はまだまだ元気。社会とも関わっている忙しい年代ですし、気力や体力もありますから「食べ方を変えよう」、「運動をしよう」という気にはなかなかならないかもしれません。

でも、まだまだ元気な50代だからこそ、取り組んでほしいのです。

60歳を過ぎて「腰が痛い」、「ひざが痛い」、「無理がきかない」となったときに、ようやく重い腰を上げても、結果が出るまでには相当な時間がかかってしまうはずです。

だったら元気なうちに、**これからの20年、30年のためのからだの土台をつくっておく**ことが、50歳以降の人生を思いきり謳歌するための秘訣です。

この本では、分子栄養学をベースに、50歳以降のからだに必要な栄養や食べ方を紹介していきます。女性らしさや男性らしさをキープするための食べ方や、ボケない食べ方、骨を強くする食べ方など、この世代の方々にはぜひ知っておいていただきたいことばかり。できることから一つずつでも取り入れていただければ幸いです。

50歳は、人生の折り返し地点なんかじゃありません。
第2の人生の〝幕開け〟なのです。

定　真理子

もくじ

はじめに……2

序章
50歳でからだはどう変わる？……17
50代で女性のからだは転換期を迎えます。……18
50代、からだはうんとラクになる！……19
栄養失調の50代女性が急増中!?……21

第1章
50歳からは「肉、ときどき野菜」が正解。
50歳からのからだの土台は「肉」でつくる……26
肉を食べなくなる人が老けていく!?……26
たんぱく質は、もっとも重要な栄養素……27

50歳でも18歳と同じ量のたんぱく質が必要！……30
豆腐よりステーキ、大豆より焼き肉が正解。……31
コレステロールは、気にする必要なし！……32
50歳からのコレステロール値は「やや高め」がいい……34
選ぶのは、赤身肉に限る！……35
肉からしっかり鉄をチャージ！……36
50代からはとくに鉄が必要！……39
鉄は動物性食材から摂るべし。……41
肉食で、女性らしさをキープする……42
好きなことに打ち込むためにも、栄養が必要。……44
肉が食べられなくなるのは「控える」から……45
50歳からの食事は野菜からではなく、肉からはじめよう。……47

50歳からの「肉食」のコツ

……48
①赤身肉をシンプルに食べる……48
②魚、卵、乳製品もまんべんなく……50
③植物性たんぱく質は動物性と一緒に摂る……52
④「ときどき野菜」で葉酸をチャージ……54
⑤小分けに食べる……56

第2章

「低糖質・高たんぱく食」でボケない、太らない、老けない。

50歳からは「低糖質・高たんぱく食」……58
50代以上のからだに、糖質はいらない！……59
糖質制限で「ボケない！」……60
血糖値が高いと認知症のリスク大！……61
「低糖質・高たんぱく食」はリバウンド知らず……63
糖質は、見た目を老化させる……65
ガン予防にも、糖質制限。……66
不安感には、低血糖症の対策を！……67
50代からはじめる「低糖質」な食べ方……69
①おやつに菓子や甘い飲み物は我慢……69
②主食は食べないか、量を減らす……71
③糖質の多いいも類や根菜類も、量に注意！……72
④食べるなら、糖質は最後に食べる……73
⑤おかずの調味はシンプル・イズ・ベスト……74

脳の健康に有効な栄養とは？……75
脳が欲しているのは、糖より肉。……76
肉をよく食べる人は、介護知らずに！……77
アルツハイマーの予防には抗酸化物質を……79
最近、注目されているココナッツオイル……80

脳が元気になる栄養をチェック！……82
葉酸・ビタミンB_{12}……82
ナットウキナーゼ……83
イチョウの葉エキス……84
レシチン……85
EPA・DHA……86
イワシ&ゴマペプチド……87

私の食事と生活習慣　定真理子編……88
私の食事と生活習慣　溝口徹編……92

Column　筋肉キープの習慣……96
Topics　歯周病と糖尿病……98

第3章

50歳からの栄養セラピー 骨・渇き・ストレス対策

50歳からは「骨のアンチエイジング」が最重要！……102
骨粗しょう症のリスクは50歳を境に高まります。……103
骨とエストロゲンの深い関係……104
老年期の骨折予防を今からはじめましょう。……105
関節の痛みは、危険信号！……106
骨の老化を防ぐ栄養対策。……108
①肉食でたんぱく質と鉄をチャージ……108
②カルシウムとマグネシウムはセットで摂ろう……109
③紫外線を浴びてビタミンDがつくられるからだに！……110
④骨粗しょう症の予防に効果的なビタミンK……111
50代からは「渇き対策」で若さを保つ！……112
50代は細胞レベルで潤い不足になる。……112
オーバー50から始めたい「コンドロイチン硫酸」と「グルコサミン」……113

セットアップで力を発揮！……116
老化予防に摂りたいネバネバ食品……118

50歳からのストレス対策……119

栄養次第で気持ちも強く持てる！……120
ストレスに対抗する優れた機能……121
抗ストレスホルモンの材料とは？……122
気持ちを切り替える工夫を！……124

50歳からのサプリメント選び……126

サプリは高くても「医薬品」がいい！……127
①みずみずしい肌づくり、関節痛の改善にも！　「グルコサミン」「コンドロイチン硫酸」……128
②エネルギー代謝を助け、元気をサポート　「CoQ10（コエンザイムQ10）」……129
③加齢で生じる多様なトラブル改善に　「ラクトフェリン」……130
④骨だけじゃない！　健康維持に必要な　「カルシウム」「マグネシウム」……131
⑤更年期前も閉経後も摂っておいて損はなし！　「イソフラボン」……132
栄養は摂りすぎることはありません。……133

第4章

体験談
日々「死ぬ方法」を考えていた数年間。食事改善で今では毎日パラダイス！……134
ピロリ菌除去＋栄養摂取で長年苦しんだメニエール病が改善！……136
娘の「うつ」を完治させた栄養療法で私も頭痛・関節痛・湿疹を改善！……138
栄養を充実させてフルマラソン自己記録更新中！……140

Topics
遅れてやってくることもある！　更年期障害の対策……142

症状別・50歳からの栄養の処方せん

症状01 不眠……146
症状02 頭痛・偏頭痛……148
症状03 薄毛・抜け毛・白髪……150
症状04 目の若さを保つ……152
症状05 目のくま……154
症状06 シワ・たるみ……155
症状07 シミ……156

症状08 難聴……158
症状09 健康な歯を保つ……160
症状10 口臭……162
症状11 ものが飲み込みにくい……163
症状12 ドライマウス……164
症状13 食いしばり……165
症状14 手のこわばり……166
症状15 肩こり……167
症状16 太りやすい……168
症状17 気分の落ち込み・不安感……169
症状18 やる気が起きない……170
症状19 疲れを取る……171
症状20 免疫力の強化……172
症状21 便秘・下痢……174
症状22 花粉症・アレルギー……175
症状23 尿漏れ・尿失禁……176
症状24 頻尿・残尿感……177
症状25 ひざ痛・関節痛……178
症状26 性の悩み……180
症状27 こむら返り・足がつる……181

特別対談 溝口徹×定真理子
パートナーのための栄養セラピー
男性にも更年期障害はある？
50歳から〝元気が続く〟栄養とは？……182

装丁　渡邊民人（タイプフェイス）
本文デザイン　大槻ゆき（タイプフェイス）
イラスト　大崎メグミ
組版　宇田川由美子
執筆協力　葛山あかね
校正　西進社

序章

50歳でからだはどう変わる?

50代で女性のからだは転換期を迎えます。

個人差はあるものの、**ほとんどの女性が50歳前後に閉経を迎えます。**こればっかりは、努力してもどうにもなりません。

この閉経により、女性のからだにはさまざまな変化が訪れます。

自覚しやすい違いを一つ挙げるなら〝太りやすくなる〟ということでしょうか。食事量は変わっていないのに毎年１、２kgは体重が増える、減量しようと思っても若い頃と同じようには痩せられないといった困った現象が起こります。

また、肌が乾燥してシミやくすみが気になりはじめたり、不眠症になったり。人によっては、頻尿や尿漏れなどの泌尿器官の違和感を覚えるようになるかもしれません。

こうした変化は、**閉経を機にエストロゲンが減少する**ことによって起こります。

エストロゲンとは卵巣から分泌される女性ホルモンの一つ。

月経、妊娠、出産という重要な役割を果たすことはもちろんですが、ほかにも代謝を上げる、肌をキレイに保つ、骨の老化を防ぐなど、女性の美や健康を維持する立役者。閉経するとエストロゲンの分泌量が低下するので、**エストロゲンによるさまざまな恩恵を受けられなくなってしまうのです。**

この影響は数値にもあらわれます。

たとえば、健康診断や人間ドックなどで測るコレステロール値。それまでは総コレステロール値が150～180mg／dlだった人が、閉経後は230～300mg／dlにまで上がってしまうようなことも普通に起こります。

同様に、中性脂肪や血圧の数値も上がりやすく、血糖調節がうまくいかなくなることも。

つまり女性の場合、**閉経すると動脈硬化や高血圧、糖尿病などのリスクが高まってしまうのです。**

50代、からだはうんとラクになる！

ここまで読むと「やっぱり、50歳になっていいことなんてないじゃない！」と思われるかもしれませんが、そんなことはありません。

閉経すると、**からだはものすごくラクになります。**

考えてもみてください。閉経するということは、妊娠・出産という大仕事を終えるということですよね。

月経があるということは常に、そのための準備を整える必要があるということです。栄養は恐ろしく消耗しますし、子宮や卵巣などの内臓からホルモン分泌を司る自律神経にいたるまで、からだの各所において大きな負担がかかります。

閉経後は、そうした重荷が一切なくなりますから、からだはすごく軽くなるのです。

また、ホルモンバランスの影響を受けにくくなることも、大きなメリットです。更年期障害を経験された方であればおわかりかと思いますが、女性ホルモンはバランスが崩れるとさまざまな不調の引き金になるという、厄介なところがあります。

閉経すると、こうしたストレスからも解放されるわけですから、人によっては**雲が晴れたような爽快感**を感じるはずです。

閉経によっていいこともあれば、悪いこともあります。でも、**からだの変化を理解してきちんと向き合って対処すれば、〝いい面〟だけを享受することが可能。**

からだと心がもっともラクになる50代は、過ごし方次第では、**〝パラダイス〟**なのです。

栄養失調の50代女性が急増中!?

とはいえ実際は、パラダイスを楽しめていない、あるいは楽しめそうもない人が多いのが現実です。

更年期障害に長く苦しめられていたり、病気になってしまったり。閉経をうまく乗り越えることができないまま、つらい50代を送っている人もいるようです。

それはなぜでしょう？

私が思うに、その原因はやはり**50歳という年齢に見合った食べ方をしていないから、栄養が圧倒的に不足しているから**です。

先ほども触れましたが、エストロゲンが減少すれば、コレステロール値や中性脂肪、血圧が上がるのは当たり前。閉経後の女性であれば、少なからず数値が上がってしまいます。

ここで問題なのは、**これまでの古い常識にとらわれて、間違った知識のまま食事のし方や内容を勝手に変えてしまうことです。**コレステロール値や中性脂肪を気にして慌てて「野菜中心食」や「粗食」をはじめ、本来からだが必要としている栄養が摂れなくなってしまい、老いが加速する、というケースが、本当によく見られるのです。

繰り返しますが、閉経を機に女性のからだは変わります。これは動かしがたい事実です。それを受け止めたうえで、**「正しい食事と食べ方」**を実践していくことこそが、大事になってくるのです。

長い人生で考えたら、50代は心も解放されるときです。

30代、40代は家族のために使う時間や気持ちの割合が多いですが、50代にもなれば子供は自立して、これからは自分のためだけに時間を使えるようになります。経済的にも余裕が出てくるので、いままでやりたかったことにも存分にチャレンジできます。

そんなかけがえのない時間を、ぜひとも元気いっぱいに過ごしていただきたいと思います。

女性は50代からがパラダイス！

この合言葉をまずは胸に刻んで、次章からお伝えする具体的な食生活を実践していきましょう。

第1章

50歳からは「肉、ときどき野菜」が正解。

50歳からのからだの土台は「肉」でつくる

肉を食べなくなる人が老けていく!?

閉経を迎えてコレステロール値や血圧、中性脂肪の数値が高くなったとき、多くの人がもっともやりがちなこと、それは〝**肉を食べないようにする**〟ことです。〝50歳あるある〟というほどに、みんながそう考えるようです。


「だって、さらに太っちゃうでしょう?」

「健康のためには肉や卵は御法度だから」

「その代わり、野菜や果物中心の食生活でヘルシーに!」

こんなふうに考えてしまうようです。

でも、それで健康を維持できるでしょうか？　元気に毎日を過ごせるでしょうか？

はっきり言って間違っています。

それどころか**〝肉を控える〟という食事は、転換期を迎えた50代のからだにとって、一番やってはいけない食べ方**です。

安易に肉を避けてしまえば、たちまち肌はハリを失うでしょう。髪の毛だって薄くなりますし、疲れもなかなか抜けなくなると思います。

肉を摂らないということは、**〝老化を一気に加速させる〟**ことに等しいのです。

たんぱく質は、もっとも重要な栄養素

そもそも、**肉は大事なたんぱく質源**です。

たんぱく質とは、私たちのからだをつくるうえでとても重要な要素。

肌や髪、筋肉の材料となることはもちろん、内臓、血液、骨にいたるまで、私たちのからだを構成する多くの部位に必要とされます。

たとえば、肌がターンオーバーするためにはたんぱく質が不可欠ですし、元気に歩き回るための筋肉づくりにだってたんぱく質が必要です。内臓も、ホルモンも、血液も、酵素も、たんぱく質が材料。**私たちのからだは全身、たんぱく質でできている**といっても過言ではありません。

一つ一つの細胞は日々新しくつくり替えられることで、健康が保たれています。材料（たんぱく質）が不足すると細胞が代謝されず、元気のない、古い細胞ばかりになってしまいます。当然ながらからだは劣化。つまりは老化が加速するのです。

たんぱく質の不足は、脳にも大きな影響をもたらします。

中高年になって、気持ちが落ち込みがちになる、やる気が出ない、うつっぽくなる方がいますが、こうした症状があらわれる原因の一つにもたんぱく質不足があります。たんぱく質は、**感情や感覚のもととなる脳内神経伝達物質の材料**でもあるため、不足すると心のバランスまでもが崩れることになりかねません。

肉体的にも、精神的にも、健康を保つためには、何はなくとも「たんぱく質」の充実が欠かせないのです。

たんぱく質の役割

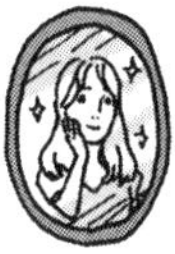

髪・皮膚をつくる

不足すると　皮膚のツヤがなくなり、くすむ。髪が細くなる

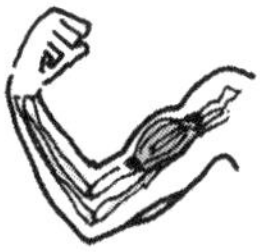

筋肉・骨をつくる

不足すると　筋肉や骨量が落ちる。骨粗しょう症のリスクになる

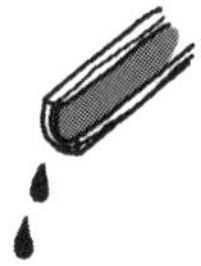

血管・血液をつくる

不足すると　血管がもろくなり、高血圧・脳卒中のリスクになる

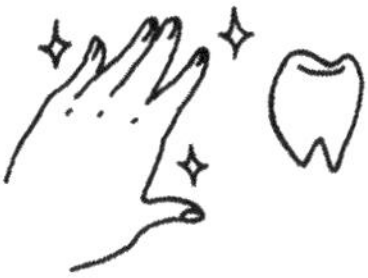

歯・爪をつくる

不足すると　歯や爪がもろくなる。変色することも

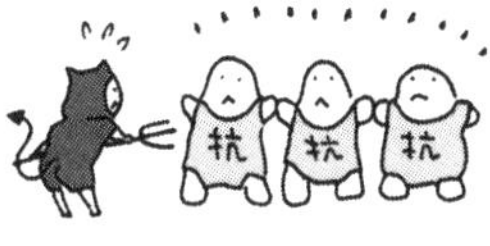

抗体・インターフェロンをつくる

不足すると　風邪を引きやすくなる。便秘や下痢になる

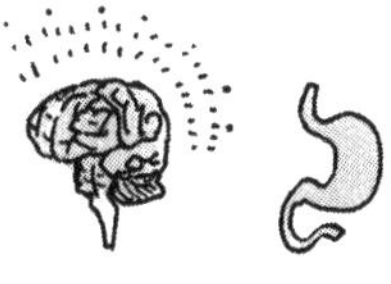

ホルモン・内臓をつくる

不足すると　内臓が弱くなり、さまざまな不調が起こる

たんぱく質はからだをつくる大事な土台！

50歳でも18歳と同じ量のたんぱく質が必要！

そもそも人間は、50代であっても20代の若者であっても、必要となるたんぱく質量は同じです。

厚生労働省が定める食事摂取基準には、18歳から70歳以上の各世代に必要なたんぱく質量が明記されていますが、**どの世代であってもたんぱく質の必要量は変わらない**ことが認められています。

70歳であっても、18歳の若者と同じ量のたんぱく質が必要とされている、ということに、驚かれる人も少なくないでしょう。

50代の皆さんは、10代の頃と同じ量のたんぱく質が摂れているでしょうか？

健康のためにと肉を減らしているような人はなおさら、たんぱく質の欠乏が心配されます。

豆腐よりステーキ、大豆より焼き肉が正解。

なかには「肉を減らす分、大豆や豆腐を食べれば問題ないでしょう？」という方がいます。

大豆製品にはイソフラボンが多く含まれ、優れた食材であるのは確かです。

でも、たんぱく質の摂取という観点から考えたら、残念ながら動物性たんぱく質には劣ります。

なぜなら、たんぱくの〝質〟が違うからです。

肉をはじめ魚介類や卵などの動物性たんぱく質には、からだに必要な必須アミノ酸がバランスよく含まれています。つまりは**からだに吸収されやすく、使われやすい**という特長があります。

一方、植物性たんぱく質はというと、必須アミノ酸のバランスが悪い状態。

植物性だけに頼ると、体内でアミノ酸のバランスが悪くなる**〝アミノ酸インバランス〟**となり、結果として、たんぱく合成や代謝が低下し、さまざまな不具合を招くことになるのです。

肉がいい理由としては、たんぱく質以外に**ビタミン類が豊富**という点もあります。**脂質の代謝を高めてくれるビタミンB_2や、たんぱく質の代謝に有効なB_6やB_{12}、認知症の予防に有効な葉酸**など、肉には中高年からの老化予防に有効な栄養素がぎっしり詰まっています。

食べるなら豆腐や大豆よりも〝断然、肉！〟というわけです。

コレステロールは、気にする必要なし！

とはいえ、やっぱり「コレステロールが気になって……」という方がいるでしょう。コレステロール問題には、ここでしっかりと決着をつけておきましょう。

まず第一に、**食事のコレステロールと、血中コレステロールには、因果関係がないとい**うことが明らかになっています。

つまり、**コレステロールが多く含まれる卵や魚卵をたくさん食べたとしても、血中のコレステロール値が上がるというわけではないのです。**

これまで、コレステロール値が上がるのを気にして肉や卵を控えていたとしたら、食事はまったく関係なかったということです。

厚生労働省はこれまでコレステロールの摂取上限を定めていましたが、２０１５年になって、この目標量を撤廃しました。

次に、そもそも「コレステロール値は低いほうがいい」という定説自体にも、明確な根拠がないことが明らかになっています。

「コレステロール値が高いと、動脈硬化になる」という研究データにより、コレステロールは一気に敵視されるようになりました。でも、このデータは草食動物であるウサギを実験台にしたもの。人間とは消化や代謝のしくみが異なるため、信用に値しないデータだったのです。

大阪府八尾市で行なわれた調査では、コレステロール値が１６０㎎／dl未満の男女と、コレステロール値が２６０～２８０㎎／dlの男女を比較すると、**コレステロール値**

が低いほうが死亡のリスクが高まるという結果が出ています。また、同調査では、**コレステロール値が高いほど、ガンによる死亡リスクが減る**という報告もあります。

さまざまな研究結果が示すように、私たちはコレステロール値に一喜一憂する必要はないのです。

50歳からのコレステロール値は「やや高め」がいい

栄養学の常識からすればむしろ、高すぎることより、コレステロールが低すぎることのほうが問題です。

コレステロールはからだに不要などころか、必要不可欠なもの。とくに50歳から元気と若さを保つには、なくてはならないものです。

コレステロールは**細胞を守る細胞膜**をつくる大事な要素であり、疲労回復や代謝促進の働きをする**性ホルモンの材料**でもあります。ストレスを受けた時には抗ストレスホルモンとしても働くため、元気をサポートするには、欠かせない存在というわけです。

また、**神経細胞や脳細胞**もコレステロールを多く含有しています。

とくに年をとってからは、**コレステロール値が高いくらいのほうが認知症になりにくい**こともわかっています。

コレステロールを気にして、肉を避ける必要などまったくありませんし、むしろ避けるからこそ生じる障害のほうが多いのです。

選ぶのは、赤身肉に限る！

肉をどんどん食べましょう！

となれば、肉好きな人にとっては朗報でしょう。

でも、どんな肉でもOKというわけではありません。

一口に肉といってもさまざまな種類や部位がありますが、おすすめしたいのは**脂肪分の少ない赤身肉**です。

肉食がいいとはいえ、サーロインやバラ肉など脂身たっぷりのお肉ばかりを食べていたら、脂質の摂りすぎになります。

肉の脂身に含まれる飽和脂肪酸は、からだに必要な栄養ではありますが、摂りすぎると肥満や生活習慣病のリスクになります。

肉をしっかり食べていただきたいのはたんぱく質を摂るためですが、脂肪分の多い部位では、たんぱく質の含有量も少なくなってしまいます。

選ぶなら、**牛や豚のヒレ肉やもも肉、ロース肉、鶏むね肉やささみ肉など、「高たんぱく＋低脂肪」の肉**を中心にします。

肉からしっかり鉄をチャージ！

50歳から肉食をおすすめするのには、もう一つ大きな理由があります。

それは〝**鉄**〟**が摂取できる**ということ。

肉をしっかり食べていれば、たんぱく質はもとより、体内でたんぱく質同様に重要な働きをしてくれる鉄が同時に補えるからです。

鉄がいかに私たちのからだで重要な役割を果たしているかを知っている人は、案外少ないかもしれません。

鉄不足の症状

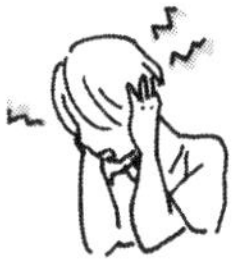
立ちくらみ・めまい・耳鳴り

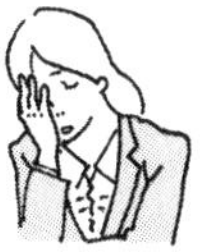
疲れやすい

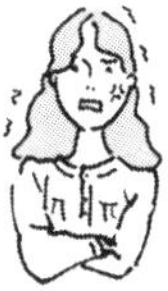
イライラ

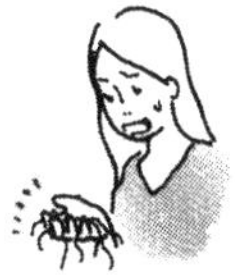
抜け毛

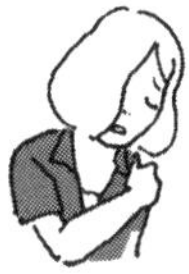
肩こり・腰痛

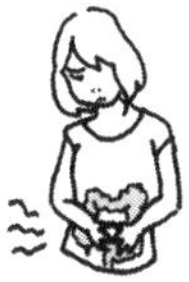
便秘・下痢

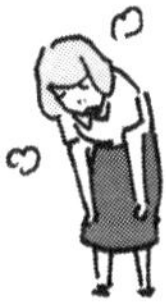
動悸・息切れ

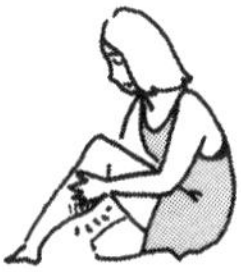
むくみ

さまざまな不定愁訴の裏に鉄不足アリ！

鉄は、血液中の赤血球をつくる主な材料であり、**「全身に酸素を運ぶ」**という、いわば生命活動の基盤的な役割を果たしています。

酸素を運ぶ鉄が不足してしまうと、全身の細胞が酸欠状態になります。

酸欠が皮膚で起こると、新陳代謝が滞り、**皮膚はガサガサに。シミやシワも増えます。**脳が酸素不足になると、**集中力の低下や情緒不安定**を引き起こすほか、最悪の場合には**アルツハイマー型認知症を引き起こす**ことも。ほかにも、**頭痛やめまい、耳鳴り、動悸など、あらゆる不定愁訴が鉄不足によって起こります。**

女性にとって興味深いのは、美容面との関連です。鉄はコラーゲンの生成にも関わるため、肌のハリやツヤを保つためにも欠かせません。**シミが増えてきたり、肌のくすみが気になってきたら、鉄不足のサイン**です。

また、髪や爪の代謝にも鉄は不可欠です。**髪が細くなってきた、ツヤがなくなってきた、爪が薄くなってきた、弱くなってきた、**という場合は鉄欠乏が疑われます。

女性らしさや美しさをキープするためにも、鉄は欠かせないのです。

50代からはとくに鉄が必要！

50代からはとくに、鉄欠乏には注意したいものです。

加齢にともない血管の老化も進むため、**体内を循環する血流量はどうしても低下してしまいます。**ここに鉄不足が加わると致命的。不調にはさらに拍車がかかります。

女性の場合、月経がある期間は毎月一度血液が失われてしまうため、どうしても鉄が不足しがちです。

対して、閉経すると生理出血がなくなるため、「それほど鉄は摂らなくてもいいのでは？」という質問をよく受けますが、そんなことはありません。

鉄の働きは多岐にわたり、**汗や尿、便などでも失われやすい**ため、気をつけて摂っている人でさえも不足している人がほとんど。

加齢によって低下した血流をサポートするためには、なおさら鉄を意識的に充実させておく必要があるのです。

ちなみに、**更年期障害の症状がひどく出てしまう人の多くが鉄欠乏です。**

鉄欠乏と更年期障害の症状はよく似ていますから、鉄欠乏のまま更年期に入ると、ダブルパンチで苦しむことになってしまいます。

更年期を軽くいなせるかどうかは、ある意味、鉄次第。**閉経前に鉄欠乏を改善しておくことが**一つのカギとなるのです。

もし、今まさに更年期の症状に悩んでいるとしたら、一刻も早く鉄を補充することをおすすめします。

鉄をたっぷり、効率よく摂れるのもまた**赤身肉**です。**牛ヒレ肉や牛もも肉、鶏もも肉、ラム肉、かも肉、馬肉など、「赤い肉」**にはとくに多く含まれます。**牛・豚・鶏のレバーのほか、カツオやマグロなど、赤身の魚**にも鉄は豊富です。

鉄は動物性食材から摂るべし。

健康志向の女性のなかには、鉄分補給のためにプルーンを積極的に食べている方がいますね。あるいは、ほうれん草やひじきなどをよく食べるようにしているかもしれません。

でも、肉や魚などの動物性食品に含まれる鉄と、植物性食品に含まれる鉄とでは、性質が異なり、吸収率に大きな差があります。

動物性食品に含まれる鉄は**「ヘム鉄」**で吸収率は15〜20パーセント。対して植物性食材に含まれる鉄は**「非ヘム鉄」**で、吸収率が5パーセント以下。

肉や魚のほうが、圧倒的に吸収効率がいいのです。

さらに、プルーンやほうれん草、小松菜、ひじきなど、鉄が豊富とされる野菜や海藻類には食物繊維が豊富ですが、この食物繊維は鉄の吸収を妨げる作用が。せっかく食べても、残念ながらあまり意味がないのです。

鉄を摂るならやっぱり肉が効果的。もっとも手っ取り早い方法なのです。

肉食で、女性らしさをキープする

肉食のいいところは、ずばり、若さを保つために必要不可欠な「たんぱく質」と「鉄」を効率よく摂取できるということです。

この、たんぱく質と鉄は、女性らしさを失わないためにも、大切な要素。

私は、栄養カウンセラーとして日々多くの女性たちに栄養のアドバイスを行なっていますが、10代から80代まで、どんな世代の女性に対してても共通してお伝えしていることが、**「たんぱく質と鉄をしっかり摂りましょう」**ということです。

10代の成長期の女性にも、妊娠を希望している女性にも、更年期を迎えようとしている女性にも、すべて女性に、「たんぱく質」と「鉄」は欠かすことはできません。

それぞれの働きや役割はすでにお伝えしてきましたが、「セットで摂る」ということにも意味があります。

たとえば、シワやたるみといった肌老化には、コラーゲンを増やすことが必要になりますが、**コラーゲンはたんぱく質と鉄、ビタミンCがその材料**です。

また、女性の命ともいえる美しい髪のもとになるのも、たんぱく質と鉄です。歳をとると毛が薄くなったり、細くなったりして、ショートカットにする人が多いですよね。あるいは白髪が増えて、染めるのが大変だからと、短くしてしまいます。

こうした髪の悩みにも、たんぱく質と鉄です。**髪のハリやコシを保つにはたんぱく質、白髪予防には鉄**が欠かせません。

もう一つ、女性らしさを象徴するのが、爪ではないでしょうか。キレイにネイルされた爪は、同性から見てもうっとりするもの。年をとっても、キレイに爪を伸ばして、ネイルをしている女性は格好いいですよね。

丈夫な爪をつくるのも、たんぱく質と鉄です。**たんぱく質は爪の材料となり、鉄は爪の代謝をサポート**します。

このように、「たんぱく質＋鉄」は女性が女性らしく美しくいるためには欠かせない要素なのです。

好きなことに打ち込むためにも、栄養が必要。

年をとると、それまで夢中になっていた趣味に打ち込めなくなったり、集中できなくなったり、急に興味を失ってしまったり……ということもあるようです。

もちろん誰にでもそういうときはありますが、そうした気持ちが長く続き、次第にやる気を失い、ふさぎ込みがちになるのはやっぱり、栄養不足が原因です。

年をとっても前向きで、チャレンジする気持ちを持ち続けている人は、肉をきちんと食べています。

たとえば、プロスキーヤーであり登山家の三浦雄一郎さん。80歳でエベレスト登頂に成功したのは有名な話ですが、やっぱり肉をモリモリと食べています。

また90歳クラスで陸上100mの世界記録保持者であるご婦人が、朝から肉と生卵を食べているというニュースを見て、びっくりしたことを覚えています。

動物性たんぱく質は**体力や筋力を維持**するとともに、**疲労回復効果のある成長ホルモン**をつくり、さらには**精神的な安定**をもたらしてくれます。

言ってみれば**肉食は、人生を充実させてくれる豊かな食べ物**なのです。

肉が食べられなくなるのは「控える」から

肉食が大事なことは分かっても、「なかなか、からだが受けつけなくなった」という人や、「肉を食べると、胃がもたれてしまう」という人がいます。

年をとると肉が食べられなくなる原因は、一つには、**閉経の影響**が考えられます。女性ホルモンが激変することにより、自律神経が乱れ、消化器系に変調をきたすためです。でも、もっとも大きな要因は、**そもそも肉を食べないことにあります！**

肉が食べられなくなった、という人は、日頃から野菜中心の食生活を送っている、あるいは、健康のためにと肉を控えていることが関係しています。

日頃からたんぱく質が不足しているような人は、急に肉を食べても、消化がうまくいきません。というのも、消化酵素そのものがたんぱく質でつくられているから。たんぱく質が欠乏しているために消化酵素の材料が不足していて、消化吸収能力自体が低下している可能性があります。

また、あまり肉を食べない人が急に食べると、やっぱり消化はうまくいきません。これは、病後にお粥食から、普通の食事に急に移行したときにお腹をこわしてしまうのと同じこと。これまでの食事とあまりに違うものを食べると、消化機能は追いつきません。

クリニックにいらっしゃる患者さんのなかでも、たんぱく欠乏がひどい方は、お肉を食べましょう、と栄養指導をしても、やっぱり最初は食べられません。でも、そこで諦めるわけにはいきませんから、ちょっとずつでも頑張って食べてくださいとお願いします。すると少しずつ食べられるようになります。

つまり、からだも慣れるということ。

肉が苦手というみなさんも、食べ続けていればだんだん食べられるようになります。最初から牛肉の赤身肉をガッツリ食べましょうとは言いません。豚肉や鶏肉など、どんなお肉でもかまいませんし、ささみ肉や薄切り肉、挽き肉だっていいのです。

まずは、**〝毎日食べる〟**という努力をしてみることからはじめてください。

50歳からの食事は野菜からではなく、肉からはじめよう。

肉を食べる工夫としては、**食べる順番を変える**、という方法もあります。

確かに50歳にもなると若い頃と同じ量を食べることはできませんよね。

私も昔と比べれば、食べる量は減ったものです。

そこで、優先順位の高いものから食べようと、食べる順番を変えました。

それまでは、野菜やスープを食べてから肉や魚、卵といった順番で食べていました。

これはいわゆる〝食べる順序ダイエット〟の食べ方。血糖値を急激に上げない野菜や汁物から食べはじめることで、血糖値を安定させて肥満を予防するという方法です。

でも、この食べ方だと、肉にたどり着く前にお腹がいっぱいになりやすいのです。

というわけで、今は**肉を一番はじめに食べる**ようにしています。

肉から食べても、決して太ることもありませんからご心配なきよう。

ほかにも、おすすめの調理法や具体的な量、一緒に食べたいものについてを次にまとめますので、これを守って「肉、ときどき野菜」生活をはじめましょう！

50歳からの「肉食」のコツ

①赤身肉をシンプルに食べる

肉食の基本は、**脂肪の少ない赤身肉**です。左は主な赤身肉のたんぱく質量と鉄分量を示したもの。肉選びの参考にしましょう。豚肉は鉄が少なめですが、**ビタミンB群が豊富**なので、牛肉、鶏肉と併せて積極的に活用すべきです。

調理法も大事なポイントです。トンカツやから揚げなどはカロリーも糖質も過多になりがちなのでできるだけ避け、**焼くだけの焼き肉やステーキ、茹でるだけの豚しゃぶや牛しゃぶ**がおすすめ。味つけも、**塩こしょうにレモン、または大根おろしとしょうゆ、辛子じょうゆなど、シンプル調味**がベストです。

肉のたんぱく質量と鉄分量

肉の種類		たんぱく質量（100gあたり）	鉄分量（100gあたり）
牛	牛ヒレ肉	19.1g	2.5mg
	牛肩ロース（赤身）	16.5g	2.4mg
	牛サーロイン（赤身）	17.1g	2.0mg
	牛もも肉（赤身）	20.7g	2.7mg
豚	豚ヒレ肉	22.8g	1.1mg
	豚肩ロース（赤身）	19.7g	1.1mg
	豚ロース（赤身）	22.7g	0.7mg
	豚もも肉（赤身）	22.1g	0.9mg
鶏	鶏むね肉（皮なし）	24.4g	0.4mg
	鶏もも肉（皮なし）	22.0g	2.1mg
	かも肉	23.6g	4.3mg
ラム	ラムロース肉	18.0g	1.5mg
	ラムもも肉	19.0g	2.0mg

（食品成分表2014より）

牛肉、ラム肉はたんぱく質量、鉄分量ともに豊富。豚肉、鶏むね肉はたんぱく質源としてはいいが、鉄の含有量が少なめ。鶏もも肉、かも肉はバランスがよい。

②魚、卵、乳製品もまんべんなく

肉だけに偏りすぎず、魚介類や卵、乳製品といった肉以外の動物性たんぱく質もバランスよく摂るようにしましょう。

具体的には1回の食事で、**「肉＋そのほかのたんぱく質源」**をセットで摂るようにするとよいでしょう。

量は、肉は1回の食事で手のひら1枚分（およそ100g）を目安にします。ここに**もう1種類のたんぱく質源100g程度を加え、合計で200g**になるようにします。

「そんなに食べるの？」と驚かれるかもしれませんが、たんぱく質は食べ溜めすることができませんし、日々消耗しますから、それくらいは必要になります。

3食すべてが難しくても、昼食と夕食はこの量をクリアするようにしましょう。

人によっては「そんなに食べられない」という人もいるかもしれません。そんなときにはプロテインやアミノ酸のサプリメントを活用するといいでしょう。

1回のたんぱく質量

手のひら1枚分の肉
約100g

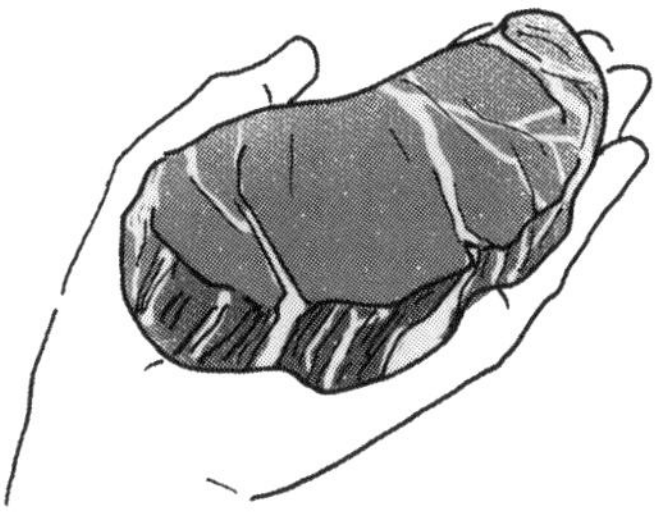

＋

大豆製品 100g or **魚介類 100g** or **卵 1〜2個**

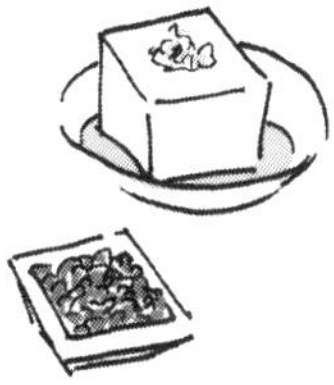

豆腐なら1/2丁、
納豆なら2パックが目安

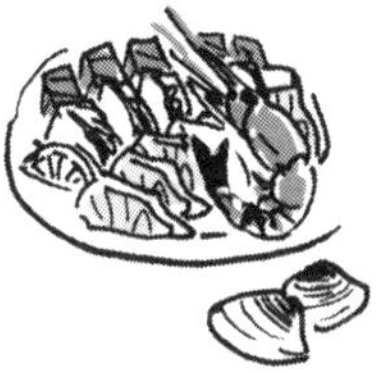

お刺身なら1人前、
貝類は手のひら1枚分

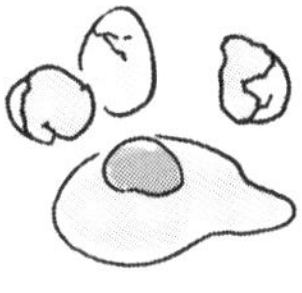

そのほか、乳製品が好きな人であれば、乳製品群から選んでもよい（牛乳なら150ml、無糖ヨーグルトなら100g、6Pチーズなら2つ）。

③植物性たんぱく質は動物性と一緒に摂る

豆腐や納豆などの植物性たんぱく質を摂るときには、動物性たんぱく質と一緒に摂ると**からだに吸収されるたんぱく質量が格段にアップ**します。

たとえば、**豆腐を食べるときにはカツオ節やしらすをトッピング。納豆なら生卵をプラスしたり、マグロのお刺身と合わせて「マグロ納豆」**にしたほうが、単品で食べるより吸収効率がよくなります。

同様に、麻婆豆腐や肉豆腐、納豆オムレツなど、**豆腐や納豆と肉や卵を合わせた料理**もおすすめです。

また、健康のためにと豆乳にきな粉を加えたヘルシードリンクを飲んでいる方がいますが、いずれも大豆を原料にしていますから、吸収率はいまひとつ。

どうせ飲むなら、豆乳を牛乳に置き換えてみてはどうでしょう。これならイソフラボンとともにたんぱく質もきちんと補えて無駄なく摂取できます。

大豆製品の食べ方のコツ

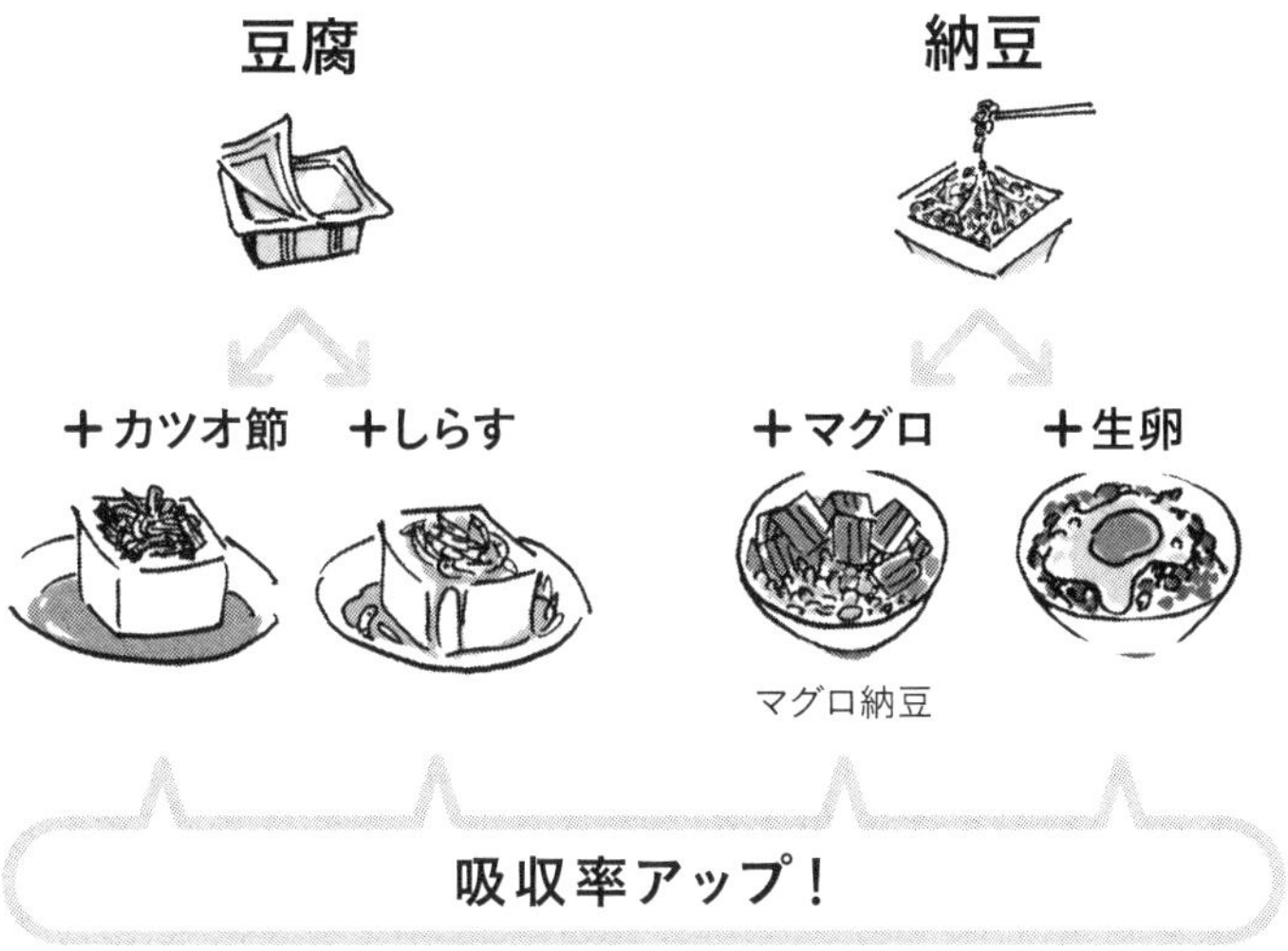
豆腐
納豆
＋カツオ節
＋しらす
＋マグロ
＋生卵
マグロ納豆
吸収率アップ！

大豆食品＋動物性たんぱく質のおかず例

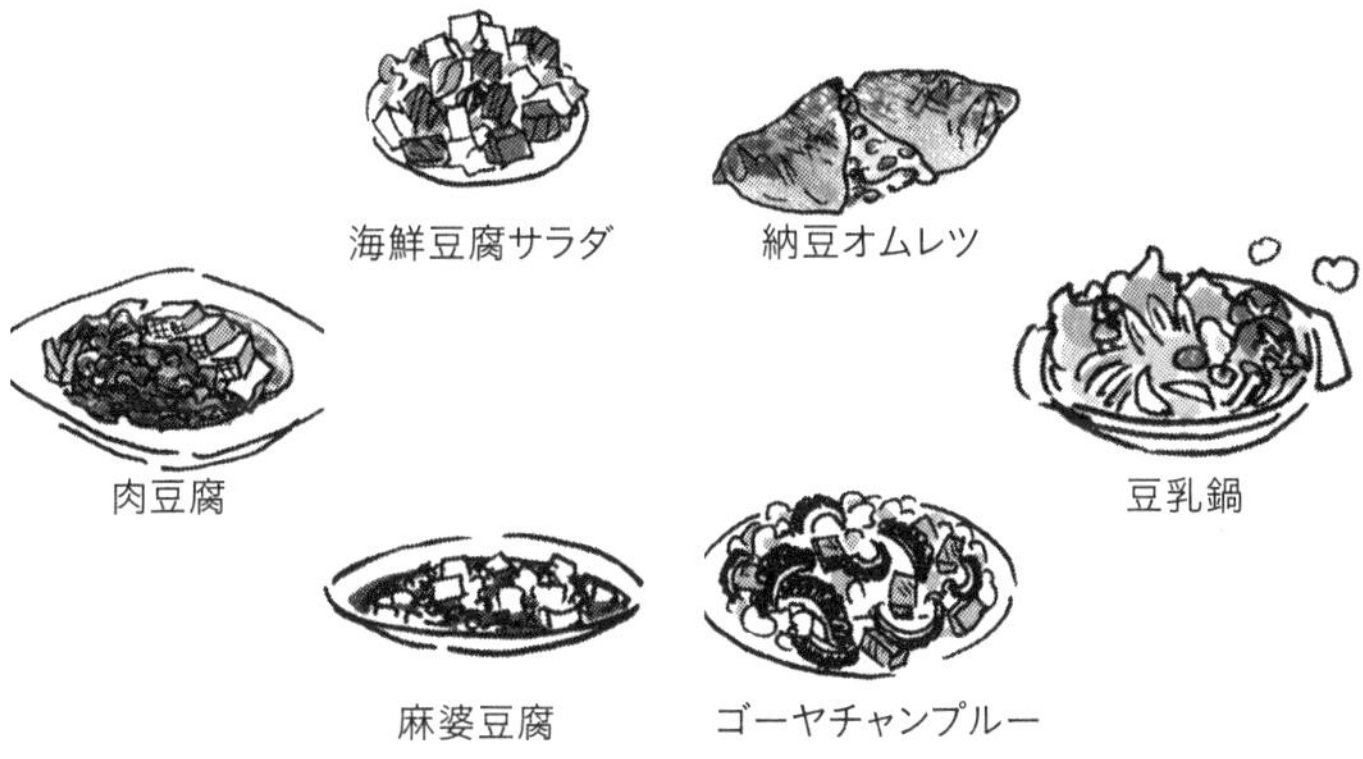

④「ときどき野菜」で葉酸をチャージ

肉だけでなく、「ときどき野菜」も忘れてはいけません。

それは、**野菜から葉酸を摂り入れるため**です。

葉酸と聞いてピンとくる方はあまりいないかもしれませんが、たんぱく質を代謝するために欠かせない栄養です。

少し難しい話になりますが、葉酸が不足すると血中のホモシステイン濃度が上昇します。これはたんぱく質の代謝産物であり、増加すると動脈硬化や高血圧になりやすいなどの弊害があります。**たんぱく質はしっかり摂る必要がありますが、同時にきちんと代謝されることが大切。**そのために葉酸が欠かせないというわけです。

葉酸は、**ほうれん草やブロッコリー、グリーンアスパラガスといった緑黄色野菜**に多く含まれるので、肉と一緒にこれらの野菜もしっかり食べましょう。

ちなみに、**葉酸はビタミンB_{12}とセットでなければ働かない**という性質がありますが、ビタミンB群は肉類に豊富。肉と野菜をセットで食べることが肝心なのです。

葉酸が豊富に含まれる食品群

野菜

グリーンアスパラガス
サニーレタス
菜の花
ほうれん草
モロヘイヤ
クレソン
芽キャベツ
春菊
枝豆
小松菜
そら豆
ブロッコリー

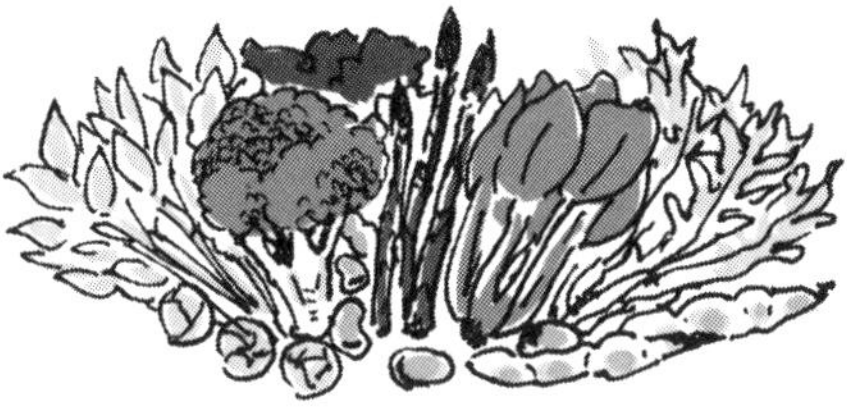

そのほか

牛・豚・鶏レバー
玉露
焼き海苔
納豆
生うに
ホタテ

⑤小分けに食べる

50歳にもなると、一度に多くのたんぱく質を食べられなくなりますから、小分けに摂取するのも一つの手です。**朝昼晩の食事に加え、2回ほど〝ちょこっと食べ〟**をすることで、より効率よくたんぱく質を消化吸収できるようになります。

ポイントは間食の時間帯です。まずは夕方。私はよく全粒粉クラッカーにチーズを挟んだものを2つほど食べます。この時間に食べることでお腹が満たされ、夕飯に暴飲暴食することがなくなります。

そして、もう一回は寝る前です。そんなことを言うと「寝る前に食べてもいいの?」と不安がられますが、寝ている間にこそ肌や筋肉は修復され、疲労も回復します。その材料になるのがたんぱく質ですから、寝る前にきちんと材料を入れておくことが大切なのです。

もちろん食べすぎはいけません。摂るべきは**100キロカロリー程度のたんぱく質。**おすすめは**ホットミルクや無糖ヨーグルト、アーモンドなどのナッツ類**です。

第2章

「低糖質・高たんぱく食」でボケない、太らない、老けない。

50歳からは「低糖質・高たんぱく食」

ここまで、たんぱく質の重要性をお伝えしてきましたが、もう一つ、50歳からの食べ方の柱にしてほしいのが**「低糖質食」**です。

低糖質食とは、砂糖をはじめとする「糖質」を控える食事法のこと。砂糖だけでなく、白米やパン、麺類など炭水化物も控えます。

「糖質制限ダイエット」が流行しましたが、**ただ糖質を控えるのではなく、「高たんぱく食」であることが大きなポイントです。**

炭水化物を控えると、自然と高たんぱくな食事になるため、「低糖質」と「高たんぱく食」はワンセットでもあります。

炭水化物を中心とした「糖質過多」な食事は、自然とたんぱく質が不足し、栄養欠損が起こりがち。一方で、肉や魚などのたんぱく質をしっかり食べる食事は、**血糖値を上**

げることなく栄養が摂れるという点で、優れているのです。

50代以上のからだに、糖質はいらない！

なかには、「ご飯やパンなどの主食を減らしたら、元気が出なくなるのでは……」、「からだに悪いんじゃないの？」と、糖質を制限することに疑問や不安を持つ方がいらっしゃるかもしれません。

でも、糖質は肉や野菜にも少量ずつ含まれ、普通の生活で必要となる分はそれらからでも十分にまかなえます。甘いものを控える、主食を抜くといった糖質制限をしても、それ以外の食材を普通に食べていれば、**糖質が足りなくなることはまずない**と言っていいでしょう。

むしろ、糖質過多のリスクのほうが心配。

50歳以上であればなおさら、糖質が不足する心配よりも、**糖質の摂りすぎが起こす肥満や高血圧の弊害を心配すべき**です。

50歳からといわず、男女ともに健康のことを考えたら、30代であれ40代であれ、糖質は控えるに越したことはありません。

糖質制限で「ボケない！」

50歳から強く糖質制限をおすすめするのは、**「ボケない」**ためでもあります。

50代の皆さんが、認知症やアルツハイマーを心配するのはちょっと早すぎるかもしれませんね。

でも誰もが「将来、ボケたくない」と思っているのは確かでしょう。

加齢とともに脳は確かに老化しますが、認知症などの症状は、誰にでも必発するものではありません。

ボケるかどうかも、その人の栄養状態や食べ方に大きく左右されます。

そして、糖質過多の食事は、確実に脳の健康に悪影響を及ぼします。

「糖は脳のエネルギー源でしょう？　不足すれば、余計にボケやすくなるのでは？」

そんな疑問をお持ちの方もいるでしょう。

確かに、糖は脳の主要なエネルギー源です。糖質制限をすると、脳がうまく働かなくなる……、と想像するのも無理はありません。

でも、そんな心配は無用。

繰り返しになりますが、**肉や野菜にも微量な糖質が含まれています。**また、たとえ食事から糖質が摂れなくても、肝臓に貯蓄されたグリコーゲンからブドウ糖がつくられたり、アミノ酸からブドウ糖がつくられたりと、からだには脳やからだのエネルギー源であるブドウ糖を体内でつくり出すという機能が備わっています。

つまり、**食事で糖を摂らなくても、脳やからだのエネルギーが枯渇する、ということはまずない**のです。

血糖値が高いと認知症のリスク大！

では、糖質制限がどうしてボケ防止と関係するのでしょうか。

そもそも認知症にはいくつか種類があります。

なかでも、大きな割合を占めるのが〝**アルツハイマー型認知症**〟と〝**脳血管性認知症**〟

です。

アルツハイマー型認知症は、端的に言うなら大脳皮質が萎縮したり、細胞がサビたりして老人斑と呼ばれるシミが脳にでき、神経細胞が機能しなくなっていくもの。

一方、脳血管性認知症は、脳梗塞や脳出血などによって脳にある大小さまざまな血管が詰まったり、切れたりして酸素が運べなくなり、神経細胞が死んで認知機能が低下していく病です。

それぞれ性質は違うものの、いずれにも共通することが一つあります。

それは、**糖尿病になるとその罹患率が圧倒的に高くなるということ!**

アルツハイマー型認知症では、健常者のおよそ2・2倍、脳血管性認知症に関しては2・8倍ほど高くなることが明らかになっています。

つまり、**血糖値が高い人ほどボケやすい**ということです。

糖尿病の期間が長いほど、認知症になりやすくなることもわかっていますから、低糖質な食事で血糖値を安定させることこそが、「ボケを防ぐ」食事の基本なのです。

また、脳血管性認知症に関しては、高血圧も大きな要因です。血圧が高い状態が続くと、動脈硬化が進行します。**動脈硬化が脳の血管で起こると脳梗塞や脳出血の引き金になる**ため、血圧が高い人は注意が必要。

50歳を過ぎると、どうしても血圧が高くなりがちなので、**太っている人はダイエットが急務。**これにも、もちろん糖質制限が有効になります。

「低糖質・高たんぱく食」はリバウンド知らず

理想的な痩せ方は、**骨や筋肉はそのまま、体脂肪だけを落とす**ことです。

いくら体重が落ちても、体脂肪がそのままなら、あっという間にリバウンド。さらに痩せにくいからだになってしまいます。

だからこそ〝**糖質制限**〟です。

糖質にはエネルギー源として一番燃えやすいという性質があります。糖質を摂っている限り、体脂肪はそのまま使われることがありません。

では、糖質制限をするとどうなるでしょうか。私たちのからだはエネルギーを生み出すために体脂肪を使わざるをえなくなります。これが脂肪燃焼のしくみです。

また、**糖質の摂りすぎは肥満を加速させる**という側面もあります。これには、インスリンというホルモンの働きが関係しています。

糖質を摂ると血液中の血糖値が上がりますが、これを下げるために分泌されるのがインスリンです。糖質を摂りすぎた場合はインスリンも大量に分泌されるのですが、**インスリンには余った糖質を細胞内に取り込んで中性脂肪をつくるという、厄介な働きがある**のです。

別名〝**肥満ホルモン**〟とも呼ばれるインスリンの働きにより、糖質は中性脂肪に変わりますから、糖質制限は脂肪撃退に抜群に有効な方法なのです。

一方、肉を食べる「高たんぱく食」は血糖値を急激に上げないのでインスリンが大量に分泌される心配はありません。

肉はダイエットに向かないどころか、最高のダイエット食。必要な栄養がしっかり摂れるので健康的に痩せられます。

牛や豚の赤身肉やラム肉には、**「カルニチン」**という成分が含まれる点でもダイエット向き。カルニチンは**溜まった体脂肪を燃焼しやすくする**という嬉しい働きがあります。カルニチンは、もともと体内で合成できるものですが、40歳を過ぎたあたりから合成能力が低下します。一層痩せにくくなる50代にとって、カルニチンはダイエットの強い味方なのです。

糖質は、見た目を老化させる

シワやたるみといった顔の老化現象を予防するためにも、糖質制限です。最新美容に詳しい方であれば、**「糖化」**という言葉をご存知でしょう。

「糖化」とは、糖とたんぱく質が結びついて**AGEs（終末糖化物質）**という物質を生み出す現象のこと。糖の摂りすぎによって血中のブドウ糖が過剰になると、からだを形成しているたんぱく質と結びついて、AGEsができるというわけですが、このAGEsが**老化を加速させる元凶**となります。

この影響をもっとも受けやすいのはコラーゲンです。コラーゲンはたんぱく質の一種ですから、糖化しやすいことは想像できますよね。

当然ながらコラーゲンが糖化すればいろいろな場所に支障がでることに。女性にとって一番気になる場所といえば〝肌〟です。

肌のハリや弾力を保っているのはコラーゲンのおかげですから、**糖化すると、肌はカサカサに乾燥してシワが増えます。**さらにほうれい線がくっきりと刻まれて、一気に老け顔になってしまうのです。

ガン予防にも、糖質制限。

糖化が招くのは、見た目の老化だけではありません。ＡＧＥｓには、さらに凶悪な性質があります。

それは、**体内の活性酸素をより強力にしてしまうということ！**

活性酸素とは、からだを酸化させる憎き存在です。細胞を傷つける悪者であり、エイジングを加速させ、さまざまな病気をもたらす諸悪の根源。ＡＧＥｓには、その活性酸素をパワーアップさせてしまう働きがあるのです。

活性酸素が体内で巨大化すれば、ガンになる可能性もぐっと高くなります。

とくに50代は女性の一生のなかでもっとも大きな変化を迎えるタイミングであると同時に、ガンの好発年齢。なかでも女性特有の子宮ガンや卵巣ガン、乳ガンになりやすいといわれています。

このときに体内で糖化が進んでいれば、からだはガン細胞が生きるための絶好の場所となりかねないのです。

不安感には、低血糖症の対策を！

ここまで、糖質の摂りすぎがいかに老化を加速させるかについてお伝えしてきましたが、糖質制限は、心の安定とも密接に関係しています。

とくに**ホルモンバランスが変化する50代は、精神的にも不安定になりがちです。**

気分が落ち込み気味になったり、ちょっとしたことでイライラしたり……。

誰もが直面する通過儀礼みたいなものですが、いつまでもそうした不安感が晴れない、感情がコントロールできないという方は、もしかすると**低血糖症**の可能性が疑われます。

血糖値が高くなる病気のことを糖尿病といいますが、低血糖症とは**血糖値がうまく上がらない、あるいは乱高下するなど、血糖調節異常の状態**のことをいいます。

低血糖症の原因となるのは、まさに糖質過多の食事。若い女性に比較的多く見られ、サンドイッチやおにぎりといった手軽な食事に甘いおやつも欠かさないといった、女性特有の食事習慣が、低血糖症を誘発させるとも考えられます。

血糖値が乱高下すると、イライラして怒りっぽくなったり、急に泣き出したり。不安やおびえなどの精神的混乱や不眠、うつっぽい症状などがあらわれることがあります。

これは、血糖値を上げるときに分泌される**アドレナリンやコルチゾール**といったホルモンのせい。**アドレナリンは全身を興奮させるホルモンで、コルチゾールはストレスがかかるときに分泌されるホルモン。**これらが一気に分泌されるので、当然、精神的に落ち着かなくなるのです。

クリニックにいらっしゃる患者さんでも、うつ症状に悩んでいる方にはまず第一に糖質制限に取り組んでいただきます。「低糖質・高たんぱく食」に変えるだけで、うつ症状が軽くなる方も少なくありません。

50代からはじめる「低糖質」な食べ方

ここからは、具体的にどんなルールで「低糖質食」を実践していけばいいかをご紹介します。各食材の糖質量をすべて把握する必要はありません。気をつけるべきポイントを押さえ、「低糖質」な食べ方をマスターしていきましょう。

①おやつに菓子や甘い飲み物は我慢

まず、砂糖がたっぷり加えられているようなチョコレートやケーキ、クッキー、ドーナツなどの甘いものはぐっと我慢します。

もちろん、ポテトチップスなどのスナック菓子やおせんべいも糖質の塊ですから、こちらも食べないように。

普段口にする飲み物も、**ミネラルウォーターか、緑茶やほうじ茶、烏龍茶といった無糖のお茶**にします。

砂糖が使われている缶コーヒーや炭酸飲料水はもちろん、野菜ジュースやフルーツジュースなどにも果糖と呼ばれる糖分がしっかりと含有されています。良かれと思ってスポーツ飲料水を飲む方がいますが、残念ながら相当量の砂糖を含有していますから、日常的に飲むことは避けるほうが無難です。

アルコールなども、**〝糖質オフ〟や〝糖質ゼロ〟**を謳った商品を活用しましょう。

同じく、糖質ゼロのチョコレートやアイスクリームなども発売されています。「甘いものが欲しいな」と思ったら、ときには、そういう商品を利用して〝甘いものを食べたい欲求〟を満たしてあげることも、低糖質を長続きさせる秘訣です。

ちなみに、**おやつにおすすめなのはチーズや無糖ヨーグルトといった乳製品、アーモンド、ピーナッツといったナッツ類。**小腹がすいたときにコンビニでおにぎりを買うくらいなら、血糖値が急激に上がらない**茹で卵やから揚げ**などのほうがベターです。

②主食は食べないか、量を減らす

毎日食べているご飯やパン、うどん、パスタといった炭水化物は、食べないようにするか、もしくは食べる量を減らすことが理想です。

とはいえ、最初から〝全抜き〟するのは辛いですよね。そこで提案です。

まずは夕食だけでも主食を除いてみませんか。

夕食にご飯などの主食を抜くと、血糖値が安定するので睡眠の質がぐっとよくなります。

だからといって朝食、昼食に大盛りにしてはいけません。いつもより少なめを心がけるようにしてください。

また、主食の種類に気をつけるのもポイント。**ご飯を食べるなら白米ではなく玄米を、パンなら食パンやフランスパンではなく、ライ麦や全粒粉を使ったタイプを選ぶようにしましょう。**

玄米や全粒粉パンには食物繊維が多く残っているため、血糖値の急激な上昇を抑えることができるからです。

麺類の場合は、**うどんやラーメンよりはそば。**一番いいのは小麦粉をつなぎに使用しない**十割そば**です。パスタも**全粒粉タイプ**を選び、アルデンテにゆでてあげるとなお消化が緩やかに進むためおすすめです。

③糖質の多いいも類や根菜類も、量に注意！

肉や魚介類、卵などのたんぱく質とともに、野菜はたくさん食べてほしいものの、実は野菜のなかにも糖質が多く含まれているものがあります。

じゃがいもやさつまいも、里いもといったいも類、にんじんやれんこんなどの根菜類、かぼちゃ、とうもろこしなどは、糖質が多いため食べすぎには注意が必要です。

ポテトサラダや肉じゃが、かぼちゃの煮物、にんじんとれんこんのきんぴらといった惣菜は、ときどきならかまいませんが、日常的に食べるのは、避けたほうが無難です。

④食べるなら、糖質は最後に食べる

ときには「どうしても白米が食べたーい！」ということ、ありますよね？

無理して食べることを我慢しても、長続きさせることなどできませんから、食べてもかまいません。

その代わり、守っていただきたい約束事があります。

それは、**糖質は食事の最後に食べる**ことです。この対策で、糖の吸収が緩やかになります。

和風定食だったら、**お味噌汁→野菜の副菜→焼き魚（主菜）→ご飯**という順番。洋食ランチなら、**スープ→サラダ→ポークソテー（主菜）→パン**という順で食べます。

あまり多くの量が食べられないという方なら、最初に肉や魚などをもってきて、次に野菜や汁物、最後に炭水化物としてもかまいません。

また、**食前に茹で卵を1個食べる、チーズを1ピースお腹に入れておく**というのも炭水化物を摂りすぎないためにできることです。

⑤おかずの調味はシンプル・イズ・ベスト

低糖質の食事を心がけるとき、意外と盲点になるのが調味料です。

身近な調味料のなかには、糖質が多く含まれているものがあります。**砂糖やみりんはもちろん、市販のめんつゆやケチャップ、サラダドレッシング、ソース**などには必ずと言っていいほど、砂糖やブドウ糖果糖液糖といった甘味が加えられています。これらを安易に使用すれば、せっかくご飯を抜いても、意味がなくなりますから気をつけてください。

調味はシンプルが一番！　**塩、こしょう、醤油、酢、マヨネーズ、ナンプラーなどは血糖値を乱すことのない調味料**ですからおすすめです。

ちなみに、和食に多い〝甘辛い〟おかずは糖質過多になりがちなので要注意。**すき焼きやブリの照り焼き、焼き鳥（たれ）やうなぎの蒲焼きなどは、糖質がたっぷり。**どうしても食べたい場合は、**「エリスリトール」**、**「ラカントS」**など、天然素材を原料にした甘味料を使って、自分でつくるようにしましょう。

脳の健康に有効な栄養とは？

ここからは、脳の健康を保つ栄養についての話を深めたいと思います。

脳を若々しく健康に保つには、まず第一に糖質制限ですが、ほかにも脳の健康に役立つ栄養がたくさんあります。

そもそも脳は、**からだのなかでもっともエネルギー消費量が大きい臓器**です。成人の場合、その割合は20％にも及びます。

しかも、からだの代謝量は寝ている間は減るのに対して、脳だけは起きていても寝ていてもそのエネルギー消費量は変わらないといいます。

ある意味、脳は〝大食漢〟！

そんな脳を常に健康に保つためには、それ相応の栄養が必要になります。

脳が欲しているのは、糖より肉。

脳をつくる材料は、やっぱりたんぱく質です。**脳を構成する要素の40%は、たんぱく質が占めます**から、これはしっかり摂る必要があります。

また、摂取したたんぱく質をきちんとエネルギー代謝するためにはビタミンB群も必要です。ビタミンB群は、脳内の神経伝達物質の材料でもありますから、これもまた欠かせない栄養素です。

さらには、脳にきちんと酸素を供給することも大切。そのためには、鉄も摂る必要があります。

たんぱく質、ビタミンB群、鉄。

これらを併せ持つ食材といえば、もうおわかりですね。

やっぱりここでも、肉食なのです。

肉は、脳の健康に欠かせない栄養素をバランスよく含んでいるのです。

平均寿命と健康寿命の差

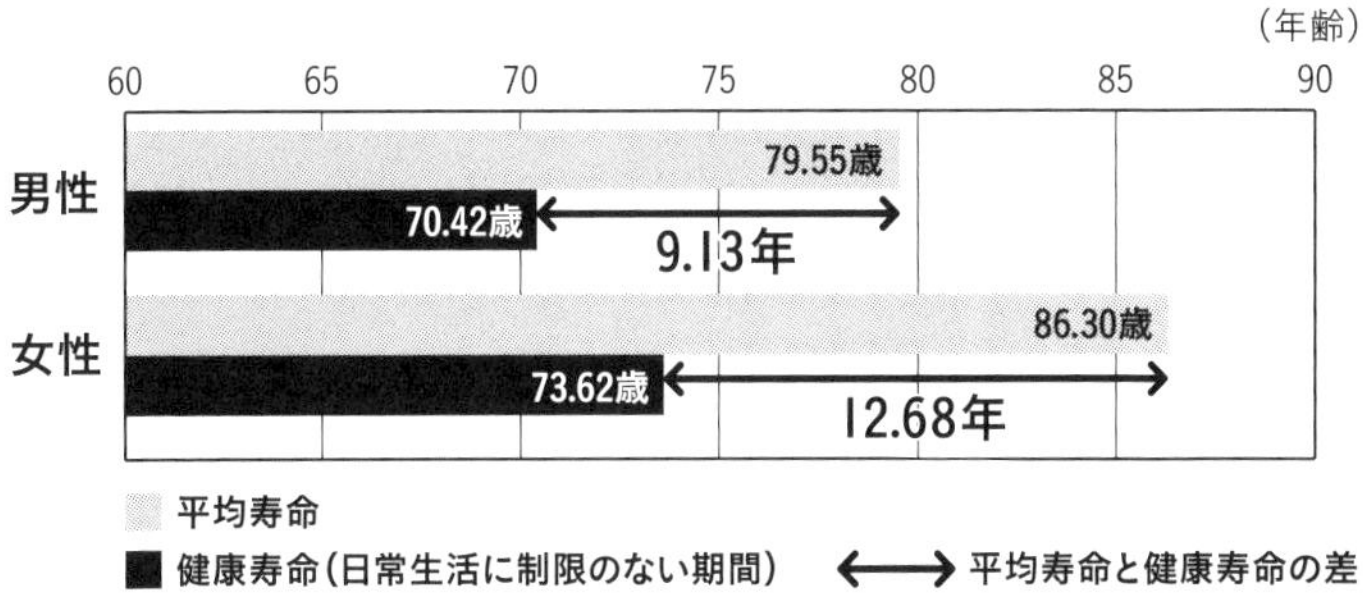

平均寿命（平成22年）は厚生労働省「平成22年完全生命表」、健康寿命（平成22年）は厚生労働科学研究費補助金「健康寿命における将来予測と生活習慣病対策の費用対効果に関する研究」

出典／平成26年版厚生労働白書より

肉をよく食べる人は、介護知らずに！

平成22年において、男性の平均寿命は79・55歳、女性の平均寿命は86・30歳です。それに対して、健康寿命は男性が70・42歳、女性が73・62歳です。

健康寿命とは**介護の必要のない自力で生活できる状態**のことですが、男性でおよそ9歳、女性で12歳の差があることがわかります。

つまり**男性は9年、女性は12年の間、健康ではない状態で、人の手を借りながら〝生きながらえている〟**のです。寝たきり生活で〝生かされる〟ことになるわけです。

高齢者が寝たきりになるのは、ちょっとした段差につまずいたり、受け身をとれずに転んでしまい、骨折することが原因の一つです。日常生活のこうした動作がうまくいかなくなるのは、動物性たんぱく質の不足が関係することも。肉や魚を食べない植物性たんぱく質中心の食事に偏ると、アミノ酸インバランスに陥り、身体機能や脳神経機能が低下。からだが思うように動かない、動かそうにも筋力が低下して動けない、ということになってしまうのです。

ボケたくないと願うのであれば、**動物性たんぱく質に含まれる必須アミノ酸のバリン・ロイシン・イソロイシン（BCAA）**をしっかり摂って、運動を心がけ、筋力をきちんとつけておくことが必要といえます。

ちなみに、**BCAAには血糖値を適切にコントロールするという働きもあります。**クリニックにいらっしゃる糖尿病患者さんに、BCAAを摂ってもらうと、それだけで血糖値が安定することもあるほど効果的です。

アルツハイマーの予防には抗酸化物質を

みなさんは肌にシミができたとき、シミが目立ってきて嫌だなあと思ったとき、積極的に摂るのはどんな栄養素でしょうか？

おそらく多くの方が、「美肌にはビタミンCでしょう」と答えるのではないでしょうか。

ビタミンCに代表される抗酸化力は、アルツハイマー型認知症の予防にも有効です。

アルツハイマー型認知症の原因の一つは、脳の中に老人斑ができることにあります。

簡単に言うなら**老人斑とは、脳にできる〝シミ〟**のこと。

脳細胞が酸化してサビることによって生じるものですから、これらを予防するには美肌づくりと同じく、抗酸化パワーを活用することが一つの手段となるのです。

ビタミンCはもちろん、**ビタミンC効果を補強してくれるビタミンE**もおすすめ。それ自体も抗酸化力の強い栄養素ですから、併せて摂るとより効果的といえます。

最近、注目されているココナッツオイル

ここ数年、アルツハイマー型認知症の予防・改善に有効であることが判明し、一躍人気を集めているのがココナッツオイルです。

そもそも脳が萎縮したり、老人斑というシミができるのは、脳がブドウ糖をうまく利用できなくなるため。エネルギー源が得られないために脳が飢餓状態となり、急激に老化するからです。

血中にブドウ糖があるのに使えない状況であり、この状態を〝**脳の糖尿病**〟と呼ぶ方もいらっしゃいますが、まさにその通りだと思います。

ブドウ糖が使えないとなると、その代わりのエネルギー源が必要となり、それを生み出してくれるのがココナッツオイルというわけです。

ココナッツオイルに含有される中鎖脂肪酸が、体内でケトンという物質に合成され、これがエネルギー源となり、脳の変性を予防し、さらには改善してくれる効果があるのです。

ココナッツオイルには精製したものと、未精製のものがありますから利用するなら、後者を選ぶようにしてください。

1日にスプーン2杯程度を摂り入れるのが適量です。カレーやスープに入れたり、ヨーグルトにかけて楽しんでもいいですね。

クリニック院長の溝口先生は、そのまま口に入れてうがいをする**オイルプリング**を日課にしています。**歯周病や虫歯、歯肉炎など口内の病気の予防や、デトックス効果**までもあるそうです。

脳が元気になる栄養をチェック！

ほかにも脳の健康のために有効な栄養素を紹介します。

なかには、サプリメントでしか摂れないもの、サプリメントを活用したほうが有意義なものがあります。ご自分の健康状態やライフスタイルに合わせ、必要なものを活用してください。

葉酸・ビタミンB_{12}

若い女性にとって葉酸というのは、妊娠ビタミンとしてのイメージが強いかもしれませんが、50歳以降にとっては〝認知症予防〟が主な役割といえるでしょう。

54ページでもお話ししましたが、葉酸が不足すれば認知症になりやすくなります。

葉酸が足りなくなるとたんぱく質の代謝物質である、**ホモシステインの血中濃度が高くなる**ため。この濃度が上がると、心疾患や脳卒中、アルツハイマー、認知症の発症率が高くなることが明らかになっています。

またホモシステイン濃度が高いと認知症発症前から、知能低下が開始するという報告もありますから、早めに対策を練っておくことが大切です。

葉酸を多く含んでいるのは〝葉の酸〟という文字通り、野菜。ただし、ビタミンB_{12}とセットで摂取しないと働かないため、野菜だけではなく、ビタミンB_{12}を含む肉と一緒に摂取することです。

ナットウキナーゼ

その名のとおり、納豆に含まれる成分の一つです。

ナットウキナーゼには、**血栓を分解して溶かしてくれる働きと、血栓を溶かしてくれるその成分を補強する**という、２つの働きがあります。

若いうちは体内に血栓ができても分解されますが、年齢を重ねるにつれて血栓を溶かす作用が衰えます。そのまま放っておけば毛細血管を詰まらせて血栓症となり、認知機能の低下を招く恐れがありますから、それを回避するためにもおすすめです。

ちなみに、病院で処方されるものにワーファリンというお薬がありますよね。副作用があるうえに、血栓をつくらないようにするのは、薬が効いている間だけ。薬が切れた瞬間からまた血栓が生まれることになります。その点、ナットウキナーゼはそのパワーが持続しますし、副作用もありません。

ただ、納豆から必要量を摂り入れるには1回に3パックの納豆を1日2回ほど食べる必要があります。

かなりの量を食べていく必要がありますから、サプリメントを活用することがおすすめです。

イチョウの葉エキス

あまり聞き慣れない名前かもしれませんが、脳血管の拡張に効果のある栄養素です。**脳の代謝や機能の改善、さらには脳内の血液量を増加させる**働きもあります。

これは認知症の予防だけでなく、**頭脳疲労を改善**するためにも有効です。

たとえば、頭をものすごく使う仕事をしたとき。まだまだやることは山積みなのに「もうなにも考えられない」、「考えがまとまらない」といったときにおすすめ。

また、子供やお孫さんの勉強時などにも活躍してくれます。

もう何年も前の話ですが、勉強が大の苦手だったうちの息子も、イチョウの葉エキスのおかげで受験を無事に乗り越えました！

こちらはサプリメントのみ。〝イチョウの葉〟だからといって、イチョウの葉っぱを食べないようにしてくださいね。

レシチン

レシチンは神経細胞に多く存在し、神経伝達物質〝アセチルコリン〟の原料となって脳の機能を活性化させるもの。

アセチルコリンが減少すると、記憶障害やアルツハイマー病になりやすいといわれていますから、脳にとってはこれも必要不可欠な栄養素といえます。

摂取するなら手段は簡単、**卵を食べること**です。レシチンは卵の黄身にこそ多く含まれていますから積極的に摂るようにしてください。

EPA・DHA

ＥＰＡ（エイコサペンタエン酸）とＤＨＡ（ドコサヘキサエン酸）は、青魚に多く含まれる魚油としておなじみ。

血液サラサラ効果を持ち、中性脂肪を下げる効果があることは有名ですが、これらはまた**脳の発達や脳機能の維持**にも働いてくれます。

とくにＤＨＡは、加齢によって弱くなる**大脳皮質の神経細胞を強化**する効果大。

フランス・ボルドーでは68歳以上の１６７４人を対象に7年にわたって追跡実験したところ、魚を頻ぱんに食べていた人ほどアルツハイマー型認知症の発症率が低かったという結果が出ています。

イワシやアジ、サンマなどの青魚を毎日摂り入れて食べるか、もしくはサプリメントを利用してEPAやDHAを摂取するのがおすすめです。

イワシ&ゴマペプチド

血圧が高くなると処方される降圧剤ですが、とくに高齢者の場合、降圧剤の使用には慎重になることをおすすめします。

高齢になって血圧が上がるのはごく自然なこと。加齢で血流量が低下しても、からだ中に酸素を届けるために、血圧を高めにして血液を勢いよく飛ばしているのです。

これを降圧剤で下げてしまうと、どうなるでしょうか。**脳に届く血液が少なくなり、酸素不足になってしまいます。**それこそ、ボケの原因にもなりかねません。

血圧が高めになってきたとき、安易に降圧剤を使うよりおすすめしたいのが、ペプチドという成分を含むイワシやゴマを利用する方法。

別名を〝**降圧ペプチド**〟といい、血圧を直接上げ下げするのではなく、血圧がインバランスになったときに効果を発揮するという優れもの。副作用もないので安心です。降圧剤服用中の方はかかりつけの医師にご相談のうえで、活用してみるといいでしょう。

私の食事と生活習慣

定真理子編

食事日記
1日目

朝

チーズトースト
全粒粉パン6枚切りの1/2枚+スライスチーズ1枚

ハムエッグ
卵1個、ハム2枚

ヨーグルト+りんご、グレープフルーツ

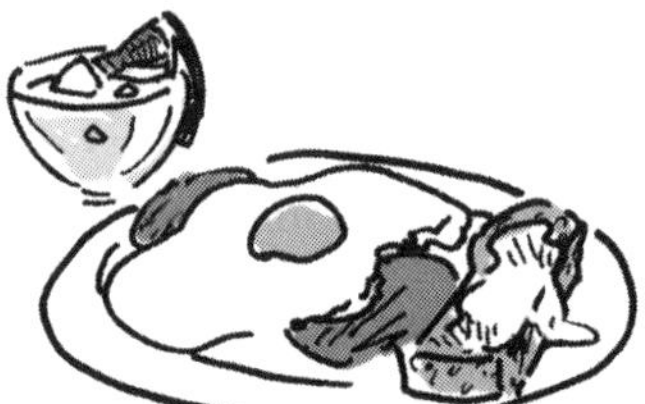

昼

ハンバーグ 150g

目玉焼き
卵1個

サラダ

味噌汁
わかめと豆腐入り

コーヒー

※ハンバーグ定食をご飯、パンなしでオーダー

間食

夕方
焼き鳥(塩) 2本

夕

お刺身
サーモン、マグロ、イカ、タコ

チキンステーキ 100g

サラダ
レタス、トマト、きゅうり

糖質ゼロ発泡酒 350mℓ

食事日記
2日目

朝

全粒粉クラッカー

チーズ入りオムレツ
卵1個＋スライスチーズ

**ヨーグルト＋
ブルーベリー、りんご**

昼

鴨南蛮
十割そば

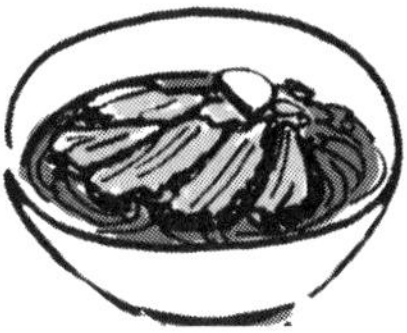

間食

夕方

**アイスカフェオレ
ミックスナッツ 30g**

夜食

くるみ 5粒

夕

焼き肉
牛肉、豚肉中心に計200g

サラダ
トマト、きゅうり、レタス、アスパラ

糖質ゼロ発泡酒 350mℓ × 2本

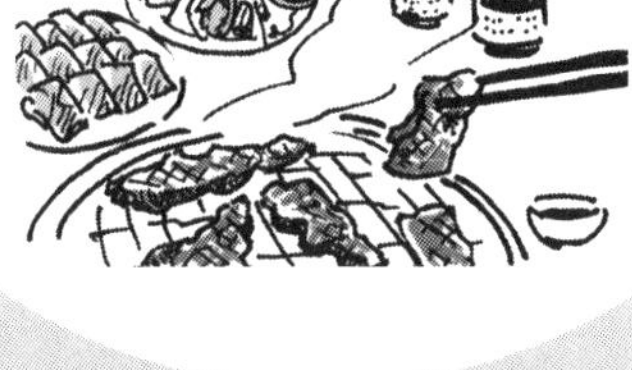

食事日記 3日目

朝

チーズトースト
全粒粉パン6枚切りの1/2枚＋
スライスチーズ1枚

温泉卵

**ヨーグルト＋
スイカ、ナタデココ**

昼

鶏のから揚げ 5個

味噌汁
青のり

サラダ
キャベツせん切り、トマト

茹で卵 1個

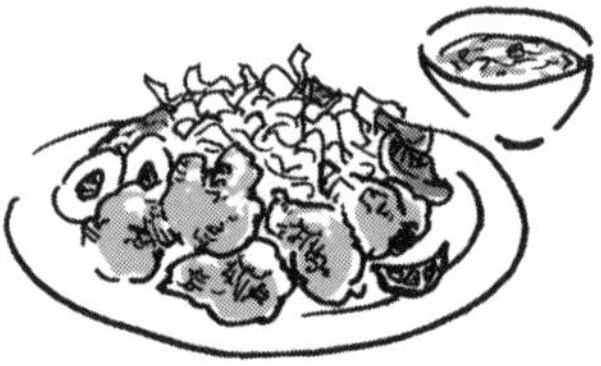

間食

夕方

**カマンベール
チーズ 30g**

夜食

ホットミルク

夕

しゃぶしゃぶ（牛肉200g）

豆腐、白菜、白滝

糖質ゼロ発泡酒 350ml×2本

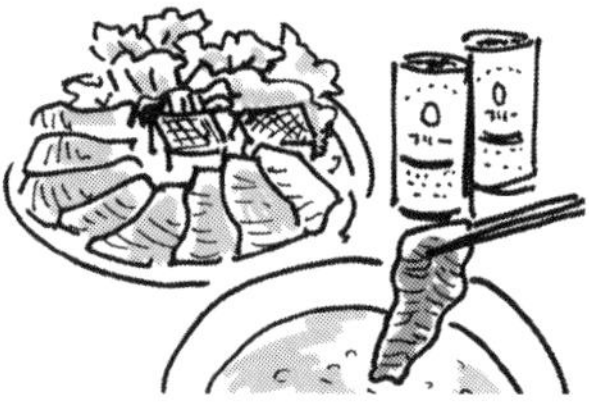

私が飲んでいるサプリメント

朝晩のサプリ
ビタミンC、ビタミンB群、ビタミンA、ビタミンE、EPA、カルシウム、亜鉛、ヘム鉄、コンドロイチン硫酸、CoQ10、イソフラボン

昼のサプリ
アミノ酸、ビタミンB群、ビタミンC、カルシウム

解説
40代に入ってから増やしたのが、コンドロイチン硫酸とCoQ10。カルシウムも量を増やしました。このほか、食事で十分なたんぱく質が摂れないときは、プロテイン（15g）を飲むことも。眼が疲れやすいので、ビルベリーも携帯しています。

私の生活習慣&運動習慣

- 週1回90分のベリーダンス
- 週1回60分の加圧トレーニング
- 朝晩の歯磨き時の「ながら運動」(P.96)
- 朝晩1回のドローイン(P.96)

私の食事と生活習慣
溝口徹編

食事日記
1日目

朝

スープ

スクランブルエッグ＋
ベーコン

野菜

昼

ロースカツ

キャベツ大盛り＋おかわり

味噌汁

※トンカツランチをライス、
デザートなしでオーダー

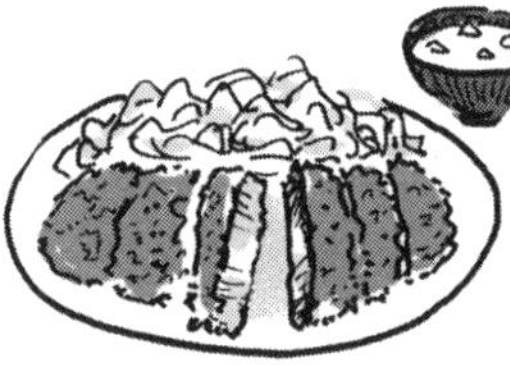

間食

夜食

あたりめ

夕

豚生姜焼き

蒸しナス

きんぴらごぼう

サラダ
キャベツ、レタス

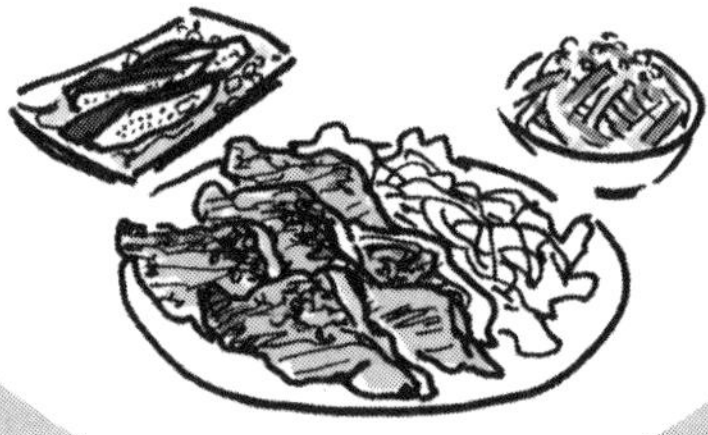

食事日記
2日目

朝

スープ
目玉焼き
蒸し鶏
サラダ
トマト、パプリカ、きゅうり

昼

天ぷらそば
十割そば、えび天2本、
ナス天1本、しいたけ天1個

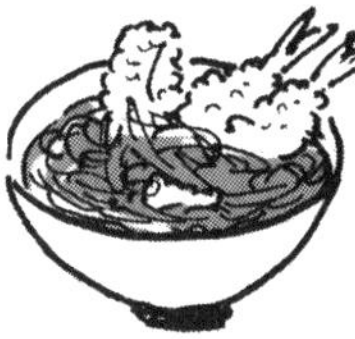

間食

夕方

アーモンド 5粒

夕

スープハンバーグ＋チーズ（たっぷり）
グリーンサラダ（山盛り）＋半熟卵

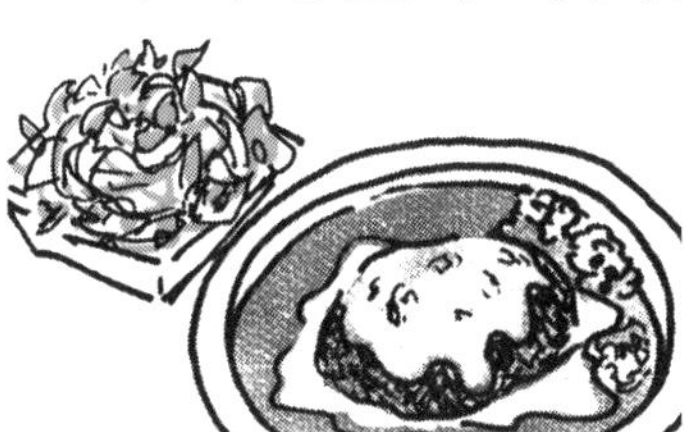

食事日記 3日目

朝

スープ
前日のスープハンバーグの残り

昼

糖質制限弁当
セミナーのランチ

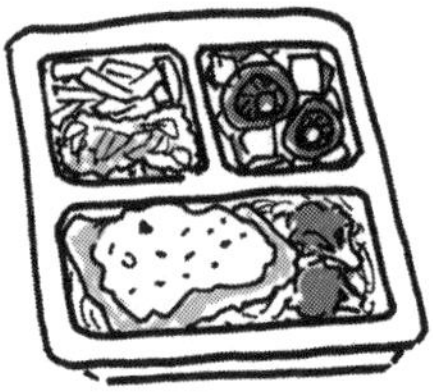

間食

夕方
プロテインビスケット

夕

牛ステーキ 300g

サラダ
水菜、アスパラガス、トマト、ほうれん草

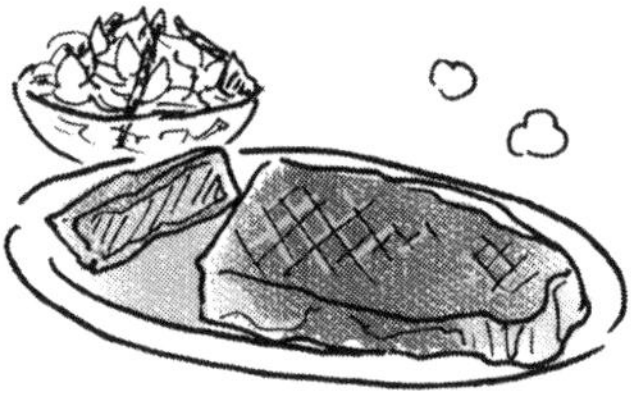

私が飲んでいるサプリメント

朝晩のサプリ

亜鉛、ノコギリヤシ、ビタミンA、EPA、ビタミンB群、ビタミンD、CoQ10、オリーブ葉エキス、カルシウム、ビタミンC、プロテイン

解説

45歳を過ぎてから、亜鉛とノコギリヤシは必須になりました。前立腺肥大や抜け毛への対策です。EPAとビタミンDはここ1、2年で加わったもの。EPAは脳梗塞や心筋梗塞など生活習慣病の予防のため、ビタミンDは免疫向上とアレルギー対策です。

私の生活習慣&運動習慣

- 朝晩のココナッツオイルプリング（P.81）
- 毎朝の出勤時、2駅手前で降りて歩く
- 日常生活では極力階段を使う
- 1～2週間に1度、スポーツジムで運動
- 1カ月に1度、ゴルフや釣りでリフレッシュ

Column

筋肉キープの習慣

50歳を過ぎて、それまでと同じ筋肉を維持するのは大変なことです。女性の場合はとくに、きつい運動はしたくないですよね。そこで私が日常生活のなかで取り入れている、誰でも簡単にできるトレーニング方法をお教えしましょう。

私は毎朝、歯磨きとヘアーセットで洗面台に10〜15分くらい立ちますが、その間はずっとつま先立ちをするようにしています。**3分くらいつま先立ちをしたら、30秒ほど足をブラブラさせて休憩し、再度3分ほどつま先立ちをする**、というのを繰り返します。

このとき大事なポイントが2つ。一つは**ドローインしながら行なう**こと。

ドローインとは、お腹と背中をくっつけるような感覚で、ぺったんこにすること。その状態で、上から糸で引っ張られているようなイメージで立ち続けるようにしてください。

そしてもう一つは、**足の親指同士をくっつけて立つ**こと。

これがなかなか難しく、最初はヨロヨロするかもしれませんが、まずは1分間やってみてください。それに慣れたら次に2分、3分と時間をのばしていくといいでしょう。

この運動によって鍛えられるのは、年とともに弱くなる**内転筋（内もも）と骨盤底筋群**です。内転筋が衰えると、足が開きがちになって〝がに股〟や〝O脚〟になったり、美しくスッと立てなくなります。ましてや、ヒールを履いて歩くことなんてできません。

また、くしゃみをしたり、驚いたりなど、ちょっとした圧がかかることによって尿失禁（尿漏れ）を起こすのは、骨盤底筋が弱くなっている証拠です。ひどい場合には、それが心配で旅行ができない、外出するのも億劫になるなんて方もいらっしゃるほどです。

この運動を続けるうちに、**からだの中心を意識する**こともできます。

じつはこれがとても大切。自分では意外と気がつかないものですが、人間のからだは左右対称ではなく、右に歪んでいたり左に傾いていたりするのが普通。まっすぐ立っているつもりでも曲がっていることがよくあります。**バランスの悪い状態のまま年をとると、それこそ転びやすくなったり、腰が曲がってしまったり**ということになりかねません。

いつまでも背筋をピンと伸ばして、美しい姿勢で颯爽と生きていくためにも、この運動は有効です。朝のちょっとした時間だけでなく、キッチンに立っているとき、電車の中でもできますから、ぜひお試しください。

また、自分の姿を鏡に映して観察するクセをつけておくことも大切。若いときとは違う自分から目を背けることなく、今の自分自身と向き合うことも可愛く年を重ねる秘訣ですよ。

Topics

歯周病と糖尿病

多くの方が「糖尿病と、歯周病って関係があるの？」と思われるかもしれませんが、非常に深い関わりがあります。

歯周病とは、歯周病菌という細菌の感染によって生じる炎症性の疾患です。歯肉がはれたり、歯茎から出血したり、さらには歯が抜け落ちてしまうほど重症になる場合もあるとか。

そして、そんな歯周病は、なんと糖尿病を招く原因になるのです！

実際、**糖尿病の人はそうでない人に比べて、歯肉炎や歯周炎にかかっている人が多い**といわれます。また反対に、**歯周病になると糖尿病の症状が悪化する、あるいは治りにくい**、という関係性があることも報告されています。

そのメカニズムは簡単に言うと、**歯周病菌がインスリンの働きを邪魔する**ことが原因です。

インスリンとは、血糖値を下げるために働くホルモンであり、これが正常に機能することで、血糖値を一定に保つことができますが、歯周病菌によってその働きが妨げられることになり、血糖コントロールがうまくできなくなるのです。

つまり、血糖値が上がったまま下がらない高血糖状態になり、結果として糖尿病になってしまうというわけです。

考えてみると糖尿病になるのは糖質の摂りすぎが要因ですよね。

そして歯周病はブラッシングが十分ではないことに加え、**砂糖の過剰摂取によって細菌がネバネバとした物質〝歯垢（プラーク）〟をつくり出す**ことが原因でもあります。

いずれの症状にしても、予防・改善するためには糖質制限をすることがもっとも有効な手段の一つといえるのではないでしょうか。

最近では、糖尿病の患者さんに対して、歯科への受診を促すお医者さんもいるみたいですね。

糖尿病と歯周病の相互関係が認められてきた証拠です。

歯周病がもたらすのは糖尿病のリスクだけではありません。口の中に増えすぎた歯周病菌は、全身にさまざまな疾患を引き起こすことになります。

たとえば、**心筋梗塞や狭心症、動脈硬化などの循環器系の病気**です。血管内にプラークができて血管が狭くなったり、血栓の要因になることも認められています。

また、**早産（低体重児出産）**もそう。「妊娠前に歯周病を治しておきなさい」と言われるのはこのため。早産は歯周病菌が血中に入り、胎盤に直接影響を与えるために起こるといわれていて、たばこやアルコールなどより危険視されているほど。

さらに50代以上の女性が注意しておきたいのは、**骨粗しょう症**への影響です。エストロゲンの減少によって骨粗しょう症になりやすくなる（１０３ページ参照）と、当然ながら、歯ももろくなります。閉経後の女性は、それだけで歯周病になりやすいともいわれていますから、併せて気をつけておきましょう。

栄養療法としては、歯周病を予防・改善するためには、歯周病菌が大好きな糖の摂取を控えること。つまり糖質制限をすることが大事な一つのポイントです。

また、歯周病菌の予防に**「ラクトフェリン」**というサプリメントも非常に効果を発揮します。ラクトフェリンには、**歯周病菌を抑制して歯肉の炎症を抑える**働きがあります。

さらに、歯肉のコラーゲンの合成を正常に保ち、健康な歯肉づくりをサポート！　まさに歯周病を改善するための救世主といえます。

糖尿病予防のためにも、ほかの病気から身を守るためにもおすすめです。

第3章

50歳からの栄養セラピー
骨・渇き・ストレス対策

50歳からは「骨のアンチエイジング」が最重要！

私は一般の方向けに栄養セラピーの講演会を行なっていますが、〝骨〟をテーマにした講演会で、50代の女性から次のような質問を受けました。

「50歳を過ぎても、骨をつくり替えることはできるんでしょうか？」

どうやら、年をとると骨を新しくつくることができなくなり、現状維持するしかないと思っているご様子でした。

同じように考える方は意外に多いようですね。私が「もちろん、できますよ」とお答えすると、みなさん非常に驚かれていました。

私たちのからだのあらゆる臓器・器官は死ぬまで新しくつくり替えられています。もちろん骨も例外ではありません。つくり替える能力やスピードは落ちるかもしれませんが、**いくつになっても丈夫で健康な骨をつくることは可能**なのです。

女性の骨量とエストロゲンの変化

（イメージ）

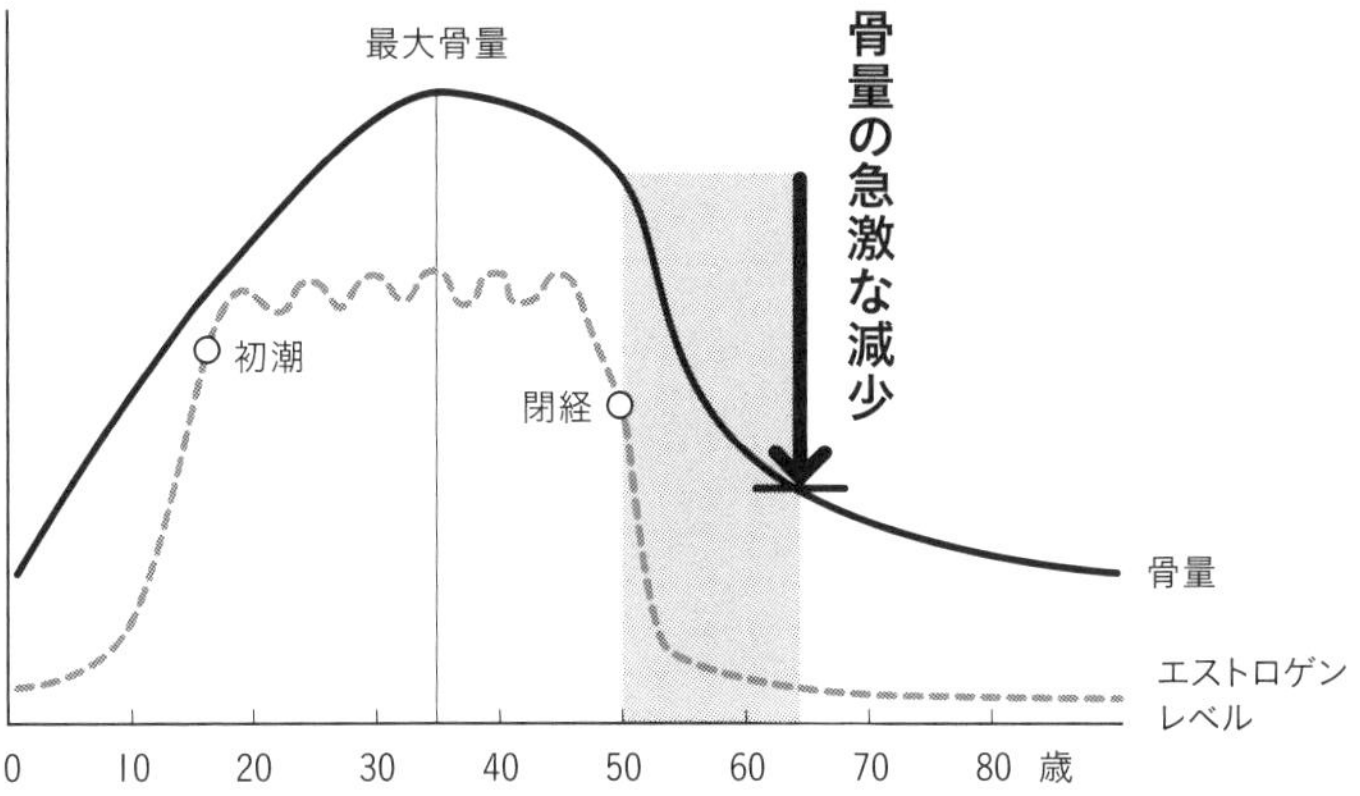

骨粗しょう症のリスクは50歳を境に高まります。

とはいえ50歳以降の女性にとって、骨への不安が高まるのは事実です。

上の図をご覧ください。

女性の場合、骨量のピークは30代半ば。その後緩やかに下降しながら、閉経を迎えると骨量はがくんと減少します。

男性とくらべて女性のほうが圧倒的に骨粗しょう症になりやすいのは、女性のほうが男性より骨格が小さく、骨の中に蓄えられる骨量が少ないことも一因ですが、閉経によってエストロゲンが減少することが大きな要因。現に、**女性は50歳を過ぎると骨**

粗しょう症になる人が一気に増えます。

骨とエストロゲンの深い関係

そもそも骨は常に**リモデリング（再構築）**されています。

リモデリングとは簡単に言えば〝**骨を壊す↓修復する**〟こと。古くなった骨のカルシウムやコラーゲンを削り取り、削り取ったその場所に新しい材料を埋め込んで、骨を丈夫につくり替えていくことです。

骨の修復が絶え間なく行なわれることによって、私たちの骨は強度や骨量を維持しているのですが、**リモデリングの動きをコントロールしているのがエストロゲン**なのです。

閉経によってこの分泌量が減少すれば、当然ながらリモデリングもうまくいきません。骨がきちんと修復されることなく壊れっぱなしになったり、カルシウムが骨に定着しなくなったりします。

これがエストロゲンの減少に比例して骨量が急激に減るしくみです。

また、エストロゲンが減少すると**骨に蓄えたカルシウムが多量に流出する**ことにもなりかねません。

私たちの血中のカルシウム濃度は常に一定に保たれています。もし不足すれば骨に溜めてあるカルシウムを使い、充足すれば流出にストップをかけるというシステムになっているのですが、その調整役をしているのもまたエストロゲンです。

エストロゲンが低下すると、骨から過剰にカルシウムが流出することになり、骨密度が低下して骨はスカスカになってしまうというわけです。

老年期の骨折予防を今からはじめましょう。

そのまま年をとればどうなるでしょうか？

ちょっとした段差につまずいて転倒し、ボキッと骨折。そのまま寝たきり生活になり、一気にボケてしまうことにもなりかねません。

骨はすぐに入れ替わるわけではありませんから、50歳のいまのうちからこつこつと骨のケアをしていくことが肝心なのです。

骨の老化によって身長が縮んでしまうのも気になるところ。

実は先日、息子に「ママ、小さくなった?」と言われてしまいました。そのときは「あなたが大きくなっただけよ」と軽くかわしましたが、内心は「私、縮んでるんだ……」とショックを受けたものです。

みなさんには、久しぶりに会った両親や親戚がなんだか小さくなっていた……なんて経験ありませんか。

それはまさに**骨が老化して身長が縮んでいる証拠**です。年をとればある程度は仕方ないものですが、縮み幅は最小限に抑えたいもの。

骨の材料をしっかり摂り入れることはもちろん、こまめに身長を測ることも骨の老化を知り、未然に防ぐためのコツかもしれません。

関節の痛みは、危険信号!

突然ですが、質問です。**朝、起きたときに手がこわばっている、関節がギシギシする**ということはありませんか?

あるいは**肩が痛くて上がらない、洋服に袖を通すのもひと苦労で、つらいときには眠れないほどの激痛がある**なんてことは？

思い当たる人は、もしかするとすでにカルシウムが不足しているかもしれません。

なぜならこうした症状は、骨からカルシウムが流出することで生じるものだからです。**血液中にカルシウムが漏れ出すと、余ったカルシウムは関節や骨、血管、細胞にまでペタペタとくっついて沈着し、石灰化します。**

たとえばそれが、関節に沈着すれば関節炎になり、骨にくっつけば変形性膝関節症の原因になります。カルシウムが血管に沈着すれば動脈硬化に、心臓なら心筋梗塞を引き起こすことにもなりかねません。

カルシウムが不足した結果、カルシウムが骨から流出してしまう現象のことを〝**カルシウム・パラドックス**〟と呼んでいます。

骨密度を低下させないためにも、栄養でカルシウムをしっかり補う必要があるのです。

骨の老化を防ぐ栄養対策。

骨を老化させないための栄養対策は、「ただカルシウムを摂ればいい」というわけではありません。より効果的な食べ方のポイントをチェックしましょう。

①肉食でたんぱく質と鉄をチャージ

骨のほとんどはたんぱく質でできていますから、まずはその材料を入れておくことが大前提になります。

カルシウムを貯蔵する骨自体が痩せてしまっては、元も子もありませんよね。

肉をきちんと食べておけば骨を効率的につくるたんぱく質が補えることはもちろん、骨の強化に重要なコラーゲンの合成に必要な鉄分も摂取できますから、一石二鳥！

このとき、**ビタミンCを一緒に摂るとさらに効果的**です。

たとえば**ステーキを食べるときにレモンをかける、ビタミンCが豊富なブロッコリーを添える**など、ひと工夫をするといいでしょう。

②カルシウムとマグネシウムはセットで摂ろう

そしてなにはともあれ、カルシウムです。

エストロゲンという心強い味方がいなくなった閉経後は、カルシウム・パラドックスを起こさないためにも、これまで以上にカルシウムが必要になります。

ポイントは、**カルシウムの〝ブラザーミネラル〟と呼ばれるマグネシウムとセットで摂ること。**

マグネシウムがカルシウムの吸収を高めることはもちろんですが、この2つのバランスがとれた状態であってこそ、骨を安定化させて骨粗しょう症を予防することができるからです。

カルシウムは**牛乳やチーズなどの乳製品、煮干しなど骨ごと食べられる魚、野菜ならモ**

ロヘイヤや小松菜に多く含まれ、マグネシウムは**アーモンドやカシューナッツ、落花生などのナッツ類や豆腐**に含有されています。

③紫外線を浴びてビタミンDがつくられるからだに!

骨粗しょう症を予防するには、若いうちからカルシウムを貯蓄しておくことが大切といわれています。では、年をとってから慌てて摂っても無駄なのかというと、そんなことはありません。

近年では、**カルシウムの吸収を助けるビタミンD**を十分に摂ることで不足分をカバーできるといわれています。

ただし、ビタミンDは主に皮膚の表面にあるコレステロールが紫外線を浴びることによって体内でつくられるものですから、常に日焼け止めクリームを塗って、日傘をさし、長袖を着用するなど、**日焼けを一切拒むような生活をしていると、ビタミンDがつくれずに骨が弱化してしまう**ことに。

私はシミの心配が少ない手のひらを1日15分くらい紫外線に当ててビタミンDをつく

るようにしています。

それでも、どうしても「日焼けは嫌！」という方は、食事やサプリでしっかりとビタミンDを補って。ビタミンDは**焼き鮭やウナギの蒲焼、きくらげや干ししいたけ**に多く含まれています。

④骨粗しょう症の予防に効果的なビタミンK

あまり聞き慣れないビタミンかもしれませんが、ビタミンKは骨の健康維持にとても有効な栄養素です。

とくにビタミンDとの相性は抜群。ビタミンDが必要に応じて骨から血液中にカルシウムを送り出すのに対して、ビタミンKはカルシウムの流出を抑制する働きがあります。

また、不足すると骨に十分なカルシウムが取り込まれず、骨がもろくなることも。このパワーは骨粗しょう症の予防や、その治療薬としても認可されているほどです。

食材でいえば、**明日葉やつるむらさきといった葉野菜や、豆苗、おかひじき、納豆**にも多く含まれています。

50代からは「渇き対策」で若さを保つ！

年齢を重ねると、誰でも自分の〝渇き具合〟が気になるものです。

メイクのノリが悪くなったり、雑誌のページがめくりにくくなったり……。

皮膚のかさつきはもちろん、髪の毛のパサつき、関節のきしみや痛み、ドライアイなど、いちいち老化を実感しては落ち込んでしまう人も多いのではないでしょうか。


50代は細胞レベルで潤い不足になる。


確かに私たちのからだは年齢とともに水分を失い、渇いていきます。

よく人間のからだは70％が水分でできている、などといわれますが、それは若い頃の話。個人差はあるものの50歳を過ぎる頃には、50～65％にまで水分量が低下するといわれています。

また、からだを構成する成分の一つ〝**細胞内液**〟**も加齢とともに減少します。**これは細胞の中に存在する体液のことであり、いわば〝**細胞の潤いのもと**〟です。

それが減ってしまうということは細胞が渇き気味になり、さらには各組織や器官までもが潤い不足に陥ることになるのです。

おまけに、加齢によって皮膚の保護能力や潤いを生み出すパワーだって低下していきますから、このまま何の対策も講じなければ、あっという間にカラッカラのシワシワに。乾燥を通り越して枯れてしまうことにもなりかねないのです！

オーバー50から始めたい「コンドロイチン硫酸」と「グルコサミン」

これまでもお話ししてきたように、**細胞の材料になるのはたんぱく質です。**コラーゲンをつくる材料にもなりますし、肌を再生するために必要な成長ホルモンをつくるためにも不可欠な栄養素です。

年をとるにつれて潤い不足が気になりはじめるのは、一つには加齢にともなってたんぱく質の摂取量が減ってしまうことも原因だと考えられます。

ですから、**潤いを取り戻すためにはやっぱり〝肉食〟**です。たんぱく質をしっかり摂っておくことは、いわずもがなの大前提です。

そのうえで、積極的に摂り入れてほしいのが**「コンドロイチン硫酸」と「グルコサミン」**という2つの栄養素です。

この名前を聞くと「関節痛に効くやつでしょう?」と思われるかもしれませんが、それだけではありません。

この2つは、渇き対策にもうってつけの栄養素なのです。

まずコンドロイチン硫酸は、スポンジのようにすぐれた保水性の持ち主です。

皮膚や臓器、粘膜などから**からだのあらゆる細胞と細胞の間に存在し、潤いをもたらす役目を果たし、さらにはコラーゲンの材料としても活躍**します。肌や髪の毛が傷んだときにはその修復のお手伝いもしてくれるという、頼もしい存在です。

そんな重要な働きをするコンドロイチンは、もともとは体内で生成されていたのですが、その合成能力は**20歳をピークに低下**します。

40歳を過ぎる頃には生成量は急激に落ち込み、50歳を過ぎた頃には、ほとんど体内でつくることができなくなってしまいます。

細胞間を満たす水分量が減ってしまえば当然ながら、全身の潤いが不足してしまいます。これが、からだの各所で起こる〝渇き〟現象の原因なのです。


グルコサミンもまたコンドロイチン同様、保水性が高い栄養素。なかでも皮膚への作用にはすばらしい点がいくつもあります。

まずは、**若々しい肌づくりに有効なヒアルロン酸の原料となり、その合成をサポートする**という嬉しい働きが。ヒアルロン酸は保湿性をアップして、お肌にみずみずしさをもたらす要素として、化粧品やサプリメントでもおなじみですよね。

ほかにもグルコサミンは、**シワの減少、シミなどの色素沈着予防、皮膚への水分補給**など、健康な皮膚の維持や肌荒れの改善にも働いてくれるといいますから、そのアンチエイジングパワーは相当なものです。

ただ、コンドロイチンと同じくグルコサミンも加齢とともに体内での生成力が低下してしまうため、食事などで積極的に摂り入れる必要があります。

セットアップで力を発揮！

コンドロイチンとグルコサミンは互いに助け合う間柄なので、これら2つは**セットで摂ったほうが断然効果的**です。

ちなみにコンドロイチン硫酸もグルコサミンも、もとをたどればグルコースを原料にして、同じ流れのなかでつくられます（左ページ参照）。

ただ、グルコースがコンドロイチン硫酸やグルコサミンになるためには、果てしなく長い道のりが必要で、非常に時間もかかります。

若い頃であれば、それでも体内できちんと合成できるかもしれませんが、年をとれば、それは難しい状況に。

ですから、**50歳になったらコンドロイチンやグルコサミンを栄養で摂ったほうが、手っ取り早く潤いを手にすることができる**というわけです。

もちろん、これら2つを摂っておけばひざや足首、股関節に生じる変形性関節症など

コンドロイチン硫酸とグルコサミンの生成過程

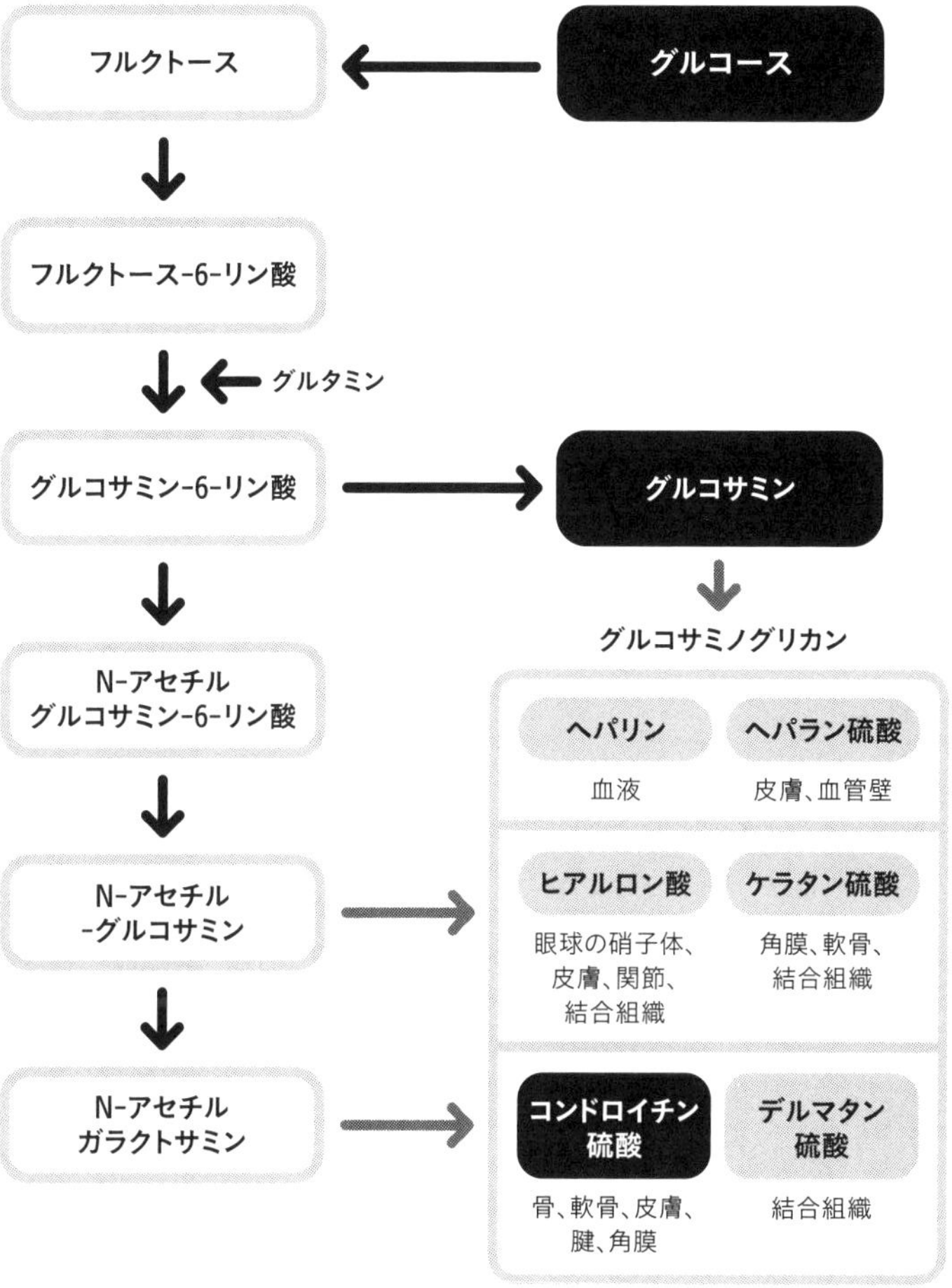

による関節の痛みを和らげることもできます。

老化予防に摂りたいネバネバ食品

この2つの栄養素は食材で補うことができます。

いずれも、植物性食品なら、**納豆や山いも、オクラ、なめこ、海藻など、いわゆるネバネバとした食品**に多く含まれています。

動物性食品でいえば、**フカヒレやすっぽん、ウナギ、牛や豚、鶏の軟骨、牛すじ**が挙げられます。

その含有量は動物性のほうが高いので、積極的に取り入れるようにしてください。

また最近は、この2種類をバランスよく含むサプリメントも多く出回っています。選び方には注意が必要なものの（127ページ参照）、毎日手軽に摂れるというメリットもありますから、活用することをおすすめします。

50歳からのストレス対策

50代は、なにかとストレスが多い年代です。

自分の体調の変化に加え、さまざまな環境の移り変わりに悩まされることもあるのではないでしょうか。

たとえば、親の介護が必要になりはじめるのもこの時期でしょうし、子供が独立・結婚して、親元から離れてしまうのも同じ時期。今まで経験したことのない種類の忙しさや喪失感に、戸惑いを隠せない人も少なくありません。

仕事では50代といえば責任重大なポストに就いている人も多いはず。これまで以上にプレッシャーも凄まじく、心労は絶えないでしょう。

ほかにも、先の見えぬ将来への不安、自分の老後の心配など、**50代からのストレス要因は、数えはじめたらキリがありません。**

残念ながら生きている限り、ストレスを受けずに生活することは難しいでしょう。だったら、**ストレスに負けないからだと心をつくることが肝心。**そのためには必要な栄養をきちんと摂ることが重要なカギになります。

栄養次第で気持ちも強く持てる！

なかには「栄養を摂ることでストレスが解消されるの？」と疑問に思う方がいるかもしれませんが、考えてもみてください。

心を司っているのは〝脳〟です。

そして気持ちや感情のもとになっているのは脳内の神経伝達物質（脳内ホルモン）であり、その材料になっているのは栄養です。**明るい気持ちも、ポジティブに物事をとらえる感性も、すべてが栄養からつくられている**のです。

では、神経伝達物質の原料とは何でしょう？

それは、ずばりたんぱく質です。

たんぱく質は、体内に取り込まれるとまずアミノ酸に分解されます。それが血液によって脳内へと送られ、神経伝達物質へと変わるわけです。

たんぱく質が不足していると、これを十分に分泌することができなくなるため、感情のバランスが崩れて不安定になったり、気持ちが落ち込み気味になることに！

気持ちを強く持つためには、たんぱく質をしっかりと補うこと。ストレスを上手にコントロールするためにも〝肉食〟が大事なカギとなります。

ストレスに対抗する優れた機能

また〝**ストレス耐性**〟を強くしておくこともポイント！

ストレスを受けてもへこたれない人と、すぐに心が折れて沈んでしまう人がいるでしょう？

その違いはまさにストレス耐性の差にあります。

ストレス耐性がある人は、多少落ち込んでもすぐに立ち直ることができますが、ストレス耐性が弱い人は、暗い気持ちをいつまでも引きずり、ポジティブになれません。

ストレス耐性を強くするためには、**ストレスに対抗する「副腎」**を強化することが必要です。

あまり聞き慣れない名前かもしれませんが、腎臓の上にちょこんとついているのが副腎であり、ストレスを受けると**〝副腎皮質ホルモン〟**を分泌します。これが**ストレスに適応して、ストレスに負けないようにと抵抗**してくれるのです。

つまり、副腎皮質ホルモンという抗ストレスホルモンが正常に分泌されていれば、**いくらストレスを受けても頑張り続けることができる**というわけです。

抗ストレスホルモンの材料とは？

抗ストレスホルモンの材料となるのは、**たんぱく質とビタミンC、パントテン酸**です。この3つの栄養がきちんと揃っていれば、ストレスに対して強くなれます。

たんぱく質については、先ほどもお話ししましたが、ストレスのある状況下ではとくに消耗が激しくなるため、**いつもの1・5〜2倍の量が必要**とされます。

1日に必要なたんぱく質量は体重1kgにつき1〜1・5g、体重50kgの人なら50〜75gが必要ですが、ストレスがある場合には100〜150gが適当です。

結構な量になりますから「そんなに食べるのは無理」という場合には、アミノ酸やプロテインなどのサプリメントを上手に活用することがおすすめです。

また、美白効果でおなじみの**ビタミンC**も抗ストレスホルモンの大事な材料。ほかにも免疫力の強化や疲労回復、コラーゲンの生成など、ビタミンCは各所で重宝されますし、喫煙や飲酒でも大量に失われてしまいますから、日常的に摂取しないと不足することになります。

食材を挙げるなら、**赤ピーマンやミニトマト、ブロッコリー、いちご、キウイ**などがおすすめです。

ちなみにビタミンCは、水溶性のため血中に長くとどまることができません。食べ溜めができませんから、**一度にたくさん摂るよりはこまめに補給したほうが効率的に吸収できます。**

そして、ビタミンB群の一種である**パントテン酸**も必要。

意外と多くの食物に含まれているため、あまり欠乏することはありませんが、加工食品ばかりを食べていると不足するおそれもあるため注意してください。

パントテン酸は、たんぱく質と同じく肉食で多くまかなえる栄養素です。**鶏もも肉や牛ヒレ肉、牛・豚・鶏のレバー、たらこ、ウナギ、鮭などの魚介類**、植物性食品では**納豆やアボカド**がおすすめです。

気持ちを切り替える工夫を!

栄養を摂ることはもちろんですが、ストレスを上手にコントロールするには、自分なりの解消法を見つけておくことも大切です。

私のストレス解消法は、ベリーダンスです。

嫌なことがあったときも、ストレスが溜まってどうしようもなく行き詰まったときなど、からだを動かすことによって気分はすっきりリフレッシュ!

頭の中がクリアになるし、暗くてやりきれなかった気持ちを、「まあ、どうにかなるか!」なんてポジティブな方向へと変えることができます。

また、私はお化粧が大好き。

なんだか気分が乗らない朝は、アイシャドウの入れ方を変えてみたり、リップやチークの色で遊んでみたりと、楽しみながら気持ちを切り替えるようにしています。

何をするのかは人それぞれ。ショッピングに行くもよし、散歩やランニング、ランチをしながら友人同士でおしゃべりをするだけでもいいんです。

自分なりのリフレッシュ方法を上手に取り入れてくださいね。

50歳からのサプリメント選び

栄養素のなかには、食事だけではまかなえないものや、サプリメントで摂ったほうが断然効率的なものがあります。

たとえば、たんぱく質摂取のためにお肉を食べてほしいものの「たくさんは食べられない」という方には、**アミノ酸やプロテイン**をおすすめしています。無糖で低分子加工のものを選べば、低カロリーで吸収力も高いため、食が細くなった50代には有効なのです。

このように、無理なく栄養を補うために活用してほしいのがサプリメント。

ここでは、50代の方にとくに不足しがちな栄養素を中心に、摂っておいて損はないサプリメントの数々を紹介します。

サプリは高くても「医薬品」がいい！

サプリメントを選ぶ前に、頭に入れておいてほしいことがあります。

それはひと口にサプリメントといっても、その品質はさまざま。市販品のすべてが良質であるとは限らないということです。なかには、ほとんど効果のないものや添加物が多く含まれているものまであります。

選んでほしいのは〝食品〟として販売されているものではなく、**医薬品同様に高い基準（GMP基準または準拠）でつくられたサプリメント**です。圧倒的に栄養濃度が高く、体内において効率的に消化吸収されるというメリットがあります。

見分ける一つのポイントは値段にあります。

高ければいいというものではありませんが、安価すぎるものは避けましょう。

〝高価＝いいもの〟とは限りませんが、体内で効果的に働くものを製造するためには、原材料に天然素材を使用したり、製造技術のノウハウも必要になり、それなりの価格になることは当然だと私は思っています。

①みずみずしい肌づくり、関節痛の改善にも！「グルコサミン」「コンドロイチン硫酸」

グルコサミンとコンドロイチン硫酸は、113ページで紹介したように、肌や髪の毛、目、血管、粘膜にいたるまで、**年を重ねたからだに〝潤い〟を与えてくれるアンチエイジング効果大の栄養素**です。

50代になると体内で生成しにくくなるため、栄養で摂ることが大切なものの、1日に必要な量を食材だけでまかなおうとするのは少し無理があるかもしれません。

しかも、これらが不足すると関節のクッション役である軟骨がすり減りがちになり、変形性膝関節症などの関節痛に悩まされることにもなりかねません。

そうならないためにも、体内で効率的に活用することができるサプリメントを利用することがおすすめです。

ちなみにコンドロイチン硫酸には**免疫力を活性化**させる働きもあり、**肝硬変や動脈硬化、偏頭痛、肩こり**といった症状の予防・改善にも有効とされています。

②エネルギー代謝を助け、元気をサポート「CoQ10（コエンザイムQ10）」

なにかと疲れやすい中高年の元気をサポートしてくれるのが、こちらです。

コエンザイムQ10は、全身に血液を送るために常に活動している**心臓の大事なエネルギー源**です。

もともとは体内で生成できたものの20歳をピークに生産能力が低下。年とともに疲れやすくなったり、動悸や息切れ、冷え症に悩まされるといった症状が起きるのはまさにコエンザイムQ10不足が一つの原因です。

しかも、たんぱく質や脂質、糖質の代謝を促す働きもありますから、基礎代謝が低下して、エストロゲン分泌量が落ちた**閉経後の女性のダイエットにも効果的**です。

さらにコエンザイムQ10は高い**抗酸化力**も持っています。

病気や老化の元凶になる体内の活性酸素の除去はもちろん、肌のシミやシワ、たるみを防ぐためにも有効です。

③加齢で生じる多様なトラブル改善に「ラクトフェリン」

あまり聞き慣れない名前かもしれませんが、これが優れもの。

たとえば腸内環境においては、年をとると悪玉菌が増加し、善玉菌が減少する傾向にあります。腸内細菌のバランスが崩れると、便秘や下痢になることはもちろん、免疫力も低下するため体調も悪くなりがちですが、そんな不具合を正してくれるのがラクトフェリンです。**善玉菌を増やして腸内を良化。**さらには免疫調整作用もあるため、**風邪やインフルエンザをはじめ、ガンの予防にも有効**とされています。

また、ラクトフェリンには**歯周病や歯肉炎などの口腔内トラブルを抑制**する作用もあります。嫌～な口臭の原因にもなりますから、それを予防するためにもおすすめです。

ラクトフェリンは胃酸や熱に弱いため、サプリメントで摂る場合は空腹時がおすすめです。腸まで届くように加工されている製品もあるようですが、活性が強いのは無加工のものです。

④骨だけじゃない！　健康維持に必要な「カルシウム」「マグネシウム」

カルシウムというと骨の健康だけに必要と思われがちですが、とんでもない！からだのあらゆる細胞が正常に機能するために不可欠なミネラルであり、生体恒常性を司っています。

心臓が動くのも体温を維持するのも、カルシウムが細胞に信号を送っているからできること。私たちはカルシウムなくして生きられないのです。

骨のカルシウムは閉経後、エストロゲンの減少によって不足しがちになるだけでなく、さらには**ストレスに非常に弱い**という特徴もあります。ストレスが多いと、ブラザーミネラルである**マグネシウムとともに尿から大量に排出されてしまう**ことになるのです。

50代になったら骨粗しょう症予防のため、そして健康維持のためにサプリメントを利用することが有効だと思います。

⑤更年期前も閉経後も摂っておいて損はなし！「イソフラボン」

イソフラボンは女性ホルモンに似た作用を持つことから〝植物性エストロゲン〟と呼ばれています。閉経前の方なら、**ホットフラッシュやのぼせ、イライラ、めまいといった更年期障害の緩和・改善・予防**に有効であり、更年期を無事に終えるためにはぜひとも摂っておきたい栄養素です。

私自身、更年期障害が見られたときにイソフラボンを摂取したら、その症状はすぐに改善されましたから、その作用は大きいと思います。

また閉経後、更年期障害を乗り越えた方にとってもイソフラボンは活躍。エストロゲンと同じく、イソフラボンには骨のカルシウムの流出を抑制し、骨粗しょう症の予防や、カルシウム代謝を正常に保つ働きがあります。

また、イソフラボンの摂取が多いほうが**乳ガンの発症率が低い**ことも報告されています。男性なら特有の**前立腺ガンを予防する**効果もあります。

イソフラボンはサプリメントに限らず、**豆腐や納豆、きな粉、豆乳といった大豆製品**

から摂ることができます。

栄養は摂りすぎることはありません。

栄養を積極的に摂りましょうとお話しすると、なかには「栄養の摂りすぎになることはありませんか？」、「過剰症の心配は？」といった疑問を持つ方がいます。

栄養は私たちのからだをつくる材料であると同時に、からだの機能を正常に働かせるためのガソリンです。

日々刻々と消耗されていますから、〝もう十分〟ということがないのが現状です。

むしろ、栄養が不足するために起こる症状や障害のほうが圧倒的に多いもの。ですから、摂りすぎる心配はありません。

自分のからだに何が必要なのかをきちんと理解したうえで、正しく栄養を補ってほしいと思っています。

体験談
53歳
女性

日々「死ぬ方法」を考えていた数年間。食事改善で今では毎日パラダイス！

私が栄養療法をはじめたのは、45歳のとき。それまでの数年間は、疲労や肩こり、頭痛に悩まされていて、当時は毎日、いえ毎時間ごとに「死ぬ方法」を考えるくらい、それはひどい抑うつ状態でもありました。口周りの皮は常にむけているぐらい、肌も荒れ放題。会社で受ける健康診断の判定は毎年「A」なのにおかしいなあとは思っていましたが、とくに医療機関を受診することもせず、ただただ、日々を悶々と過ごしていました。そんなとき、十数年ぶりに会った友人との雑談のなかで栄養療法について知ったのです。

それまでの私はといえば、野菜中心で肉は少量、といった食生活。卵も6個入りパックを買って1カ月で食べきれず、処分したこともあるぐらい、摂りすぎないように注意していました。お昼はもっぱら、通勤途中のコンビニで買った食事系のパン2種類ほどとサラダのみ。会社の場所柄、昼食を摂る場所に恵まれず、コンビニ食に頼らざるをえなかったため、朝、会社で野菜と果物のジュースを1缶飲む、ということを日課にしていました。

いずれもからだのことを考えて、あくまでも「なるべく健康的な食生活」を送るための、自分なりの努力と工夫のつもりだったのです。

それが、栄養療法の診断を受けてみたら、日頃の「肉も卵も少量」という生活がたたって、完全なたんぱく質不足の鉄不足、ビタミンB群も足りていないという、栄養欠損状態。処方されたサプリメントを欠かさず摂取するのはもちろん、これまでの野菜中心の食事から、肉を中心に、たんぱく質をしっかり摂る食事に変えていきました。

するとどうでしょう。あの頃を考えれば、今はパラダイスかと思うぐらい、疲れや抑うつ状態が軽減していきました。肩こりや頭痛、落ち込みやすいといった症状は多少残っていて、完全に解放されたわけではありませんが、これはもともとの性格や体質、生活環境によるものだと思っています。むしろ、これらの兆候を素早くキャッチして、事前にできるだけケアすることができるようになったことは、私にとって大きな前進でした。

教えてくれた友人は命の恩人と思えるほど、栄養療法は私の人生においてすばらしい経験となりました。もっと早く知っていれば……とも思いますが、私がそうだったように、いつはじめても遅いということはないと思います。「足りないのは根性ではなく鉄だった！」という場合もあることを、この場を借りてお伝えしたいと思います。

体験談
55歳
女性

ピロリ菌除去＋栄養摂取で長年苦しんだメニエール病が改善！

娘の胃腸の調子が悪く、知人にすすめられる形で栄養療法を知りました。

休日もほとんどないくらい忙しく働いていたのは今と変わりありませんが、当時は夕方17時になればソファーで1時間ほど横にならないと夕食が作れないほど、疲れが出る毎日。それなのに夜はよく眠れません。当然疲れは取れず、日々の疲労が溜まってくると、娘からは息が臭いと言われる始末。メニエール病も発病し、1年に3回くらい発症するようになってしまいました。「発病したらどうしよう……」と、せっかく休みがとれても積極的に旅行に行くことすらできず、気分もどうしてもふさぎ込みがちに……。

そこで、栄養療法で胃腸の調子をすっかり改善した娘のすすめもあって、私も相談してみることにしたのです。

もともと私は好き嫌いが多く、偏食の傾向がありました。果物や野菜は大好きな反面、肉、魚、卵が苦手。肉はたまにステーキをいただくぐらいで、ほとんど食べることはありませんでした。その代わり、大好きな果物は毎日大量に食べていましたし、ヨーグルトなどの乳製品も大好きで、乳脂肪分の高いアイスクリームをよく食べていたものです。

診断の結果はというと、鉄欠乏があり、典型的な貧血でした。また、ピロリ菌の感染が疑われ、そもそも栄養の吸収が悪いという結果に。アミノ酸やグルタミン酸、鉄、亜鉛、ビタミンB群のサプリメントのほか、ピロリ菌除菌のために、食前にファイバーを摂取することも指導され、先生のおっしゃる通りに素直に実践しました。

以来、休みもなく忙しく働く生活スタイルや環境は以前と変わっていないのに、メニエール病は一度も発症したことがありません。疲れにくくなり、娘に息が臭いと言われることもなくなりました。また、実はカニや白身魚などの食物アレルギーがあったのですが、今ではすっかり改善。夜の寝つきもよく、朝すっきり目覚められるようになったのも、不思議なくらいです。

今まで苦しんでいたメニエール病をはじめ、さまざまな不定愁訴が、こんなにもからだの栄養の問題と関連していることを身をもって実感し、私自身本当にびっくりしています。同じような病に悩んでいる方にも、ぜひ知っていただきたいと思います。そして、病気から解放されて、元気な生活を送る喜びをぜひとも味わってほしいです。

体験談
65歳
女性

娘の「うつ」を完治させた栄養療法で私も頭痛・関節痛・湿疹を改善！

私が栄養療法をはじめることにしたのは、長女が心の病になったことにさかのぼります。娘は「うつ」と診断されたものの、病院で処方される薬は副作用も強く、薬を飲んでも日常生活ではふさぎ込む日々が続きました。感情的に不安定な時期もあり、「もしかしたらこれはうつではないのでは？」と疑い始め、別の対策を模索していた頃、溝口徹先生の『見立て違いの心の病―実は栄養欠損だった！』（第三文明社刊）という本に出合いました。ワラにもすがる思いですぐにクリニックに伺い、栄養療法をはじめたところ、娘の病がすっかり改善。

それならばと、私自身も子供の頃から頭痛や関節痛、全身の湿疹に悩んでいたので、栄養療法をはじめてみることにしたのです。

私はもともと食が細く、食事は3食しっかり食べていたつもりですが、全体量は少ないほうだと思います。また、生理のときの経血量が異常に多かったり、子供の頃からビタミンB不足を感じたりしていたので、そもそも日々の食事だけでは1日に必要な栄養量を摂りきれていなかったのだと思います。

初回の栄養療法の診断結果は、まさにその予想が的中したようなもの。ビタミンB群の不足、たんぱく質不足、鉄不足を指摘されました。そして、更年期で骨代謝のバランスが崩れ、アルカリフォスターゼ値が高いという診断でした。

すぐさま栄養療法を開始しましたが、1週間ほどでからだの変化を実感しました。あれだけ長年悩まされてきた頭痛や関節痛が和らいでいるのです。しばらく続けると、全身に出ていた湿疹も、嘘のようにすっきりなくなりました。

今では、体調をみながら、サプリメントの種類や量を調節していますが、病院のお世話になるような病気は抱えていません。特別に体力があるわけではありませんが、孫の世話をしたり、週1回の水泳教室を楽しんだり、買い物で外出するときはなるべく歩くようにしたりと、とても元気な日々を過ごしています。

娘が病で苦しんでいたときは一番つらい思いをしましたが、栄養療法のおかげで私たちの暮らしは一変した、と言っても過言ではありません。娘はすっかり以前の元気を取り戻し、その後、栄養療法の勉強に励みながら元気に働き、結婚して子供にも恵まれました。私の体調もすこぶるよく、日々いきいきと過ごせることが嬉しいです。

体験談
66歳
男性

栄養を充実させて フルマラソン自己記録更新中!

娘のすすめではじめた栄養療法ですが、当初は自ら積極的にはなれず、正直なところ「おつきあい程度」にしか考えていませんでした。というのも、もともと体力には自信があり、病気にも無縁。年をとったからといって特別体調の変化も感じていませんでした。65歳の定年を迎えるまで、趣味の自転車（ロードバイク）の体力づくりのため、出社前には1時間ジョギングをこなし、休日もトレーニングや自転車走に費やす毎日。睡眠も8時間前後しっかりとり、朝、昼、晩とも、好き嫌いがないのでバランスのよい食事に努めていました。現在も趣味の自転車やジョギングは続けていて、マラソン大会に参加するほどです。

ですから、はじめての栄養療法の診断で総合評価が「C」と判定されたときは、ガッカリしたものです。当初は、ビタミンB不足、γ-GTPの数値が高いこと、糖度が過剰という指摘を受けました。確かに、間食はせず、バランスよく食べているつもりでしたが、3食ともにご飯は欠かさず、「お腹いっぱい食べる」ほうでもありましたから、糖質を摂りすぎる傾向にあったかもしれません。また、飲酒も週休2日を心がけてはいましたが、ほぼ毎日に近い状況でした。

以来、日常の運動を意識しての食事の内容や摂り方、サプリメントの摂取方法について指導を受けながら、栄養療法のお世話になっています。当初は消極的だった栄養療法ですが、サプリメントをまじめに摂取するようになってから、記録が伸びてきているようにも思います。マラソン大会ではまだまだ自己記録を更新中です。そしてなにより怪我に強くなったと感じます。アキレス腱や関節の炎症も、極端に悪化しなくなりました。

最近のことですが、実は高血圧で要治療の診断を受けて焦ったことがありました。というのもそのすぐあとに大きなマラソン大会が控えていたからです。一般的に薬の服用中はマラソンを自粛しないといけません。私にとって自転車やマラソンはライフワークそのもの。好きなことがアウトとなると、一大事です。でも栄養療法のおかげで薬に頼らず、短期間で安定的な数値に戻すことができ、マラソン大会にも無事参加できました。このときばかりは、「栄養療法恐るべし！」と思ったものです。

周りを見渡せば、同年代の話題は決まって病気の話。そういった話を聞くと、私の場合は調子が狂います。私にとっての栄養療法は、年を重ねるのにそれを実感しない、やせ我慢でもそう言い続ける「気持ち」や「意識」を持たせてくれる心強い存在です。

Topics

遅れてやってくることもある！更年期障害の対策

閉経の前後5年ぐらいのあいだに起こる、さまざまな不快症状が「更年期障害」です。女性ホルモンの分泌が減少すると自律神経にも影響が及び、体温調節がうまくいかなくなったり、感情のコントロールができなくなったりします。

一般的には50歳前後に経験しますが、なかには更年期障害がないまま閉経を迎えて、**60歳を過ぎた頃に突如として更年期障害があらわれる**という方がいます。

「そんな人いるの？」と思われるかもしれませんが、現代女性には少なからず見られること。これまで20年以上にわたって多くの方のカウンセリングをしてきましたが、更年期障害が遅れてやってくるという現象は、**働く女性、とくに女性管理職**に多く見られる傾向といえます。

ちょうど私が学生だった頃に、ウーマンリブやウーマンパワーといった考え方が広まっていきました。今ではすっかり、女性の社会進出が進んで、男性と同じようにバリバリと働く時代になってきましたよね。

今50代で管理職にまで上りつめたような女性は、ズバ抜けて能力があることはもちろんですが、若い頃から頑張って、頑張って、頑張り続けてきたような方です。自分のからだのことにかまう暇もなく、とにかく突っ走ってきたのだと想像します。

そういう女性が60歳になり、定年退職を迎えて仕事から開放されたとき、ふと更年期障害に襲われることがあるのです。

この本を読んでいるみなさんのなかでも、「そういえば、更年期らしい症状はなかったかも」と思われる方は、注意が必要です。そういった方は、いつ更年期の症状が訪れても対抗できるように、栄養対策をはじめましょう。もちろん、これから更年期に突入するという方も、参考にしていただきたいと思います。

更年期をラクに乗り切るために、まず摂り入れておきたいのは**からだの基盤をつくるたんぱく質と鉄**です。

更年期の不快症状は、さまざまな形であらわれますから、栄養状態は万全を期すべき。からだの土台となるたんぱく質は不足のない状態にしておきましょう。

また、鉄欠乏を抱えたまま更年期障害を迎えることほど怖いものはありません！

というのも、更年期障害で起きる**「眠れない」「ドキドキする」「腰や手足が冷える」「気分が**

落ち込む」「イライラする」といった症状は、鉄欠乏で生じる症状と同じだからです。

つまり、鉄欠乏があると更年期障害はよりひどい症状になるということ。

反対に鉄をしっかり摂っておけば、更年期障害も軽く済ませることができるというわけです。

ちなみに、「私は貧血じゃないから大丈夫」という方でも、鉄欠乏ではないとは言い切れません。むしろ**女性はほとんどが鉄欠乏。**閉経したとしても私たちのからだにおける鉄分の必要性は変わりませんから、やはり肉をしっかり食べて鉄不足を解消してほしいと思います。


もう一つ、更年期障害に陥ったときに有効なのがイソフラボンです。

イソフラボンは、女性ホルモンと同じような働きをしてくれる優れた栄養素。女性ホルモンが少ないときは不足を補い、多いときには抑制にまわるという、頼もしい助っ人です。これは更年期症状の改善にも優れた力を発揮します。

私自身も更年期障害に悩まされたとき、イソフラボンには本当にお世話になりました。

電車の中で突然「ホットフラッシュ」を経験し、「ついにきたか……」と動揺したものですが、素早くイソフラボンで対処したところ、1カ月もたたないうちに症状は改善。その後はとくにひどい症状もなく、無事に更年期をやり過ごすことができました。

60歳を目前にした今は、骨粗しょう症予防のためにと、イソフラボンを飲み続けています。

第4章

症状別・50歳からの栄養の処方せん

症状01

不眠

栄養対策

たんぱく質 メラトニンの材料 ▼ **食材** 牛赤身肉、豚もも肉、鶏むね肉、卵、カツオ、チーズ、ヨーグルト

ビタミンB_6 メラトニンの材料 ▼ **食材** カツオ、マグロ、サンマ、バナナ、ピスタチオ、さつまいも

ナイアシン メラトニンの材料 ▼ **食材** カツオ、マグロ、サバ、たらこ、牛赤身肉、豚もも肉、鶏むね肉

50代における不眠にはいくつかの理由が考えられますが、日常的に動物性たんぱく質を食べていない、野菜中心の食生活をしている、という方であれば、まずは**たんぱく質不足**を疑ってみてください。

というのも、睡眠には**メラトニンという脳内ホルモン**が必要になりますが、その材料となるのがたんぱく質だからです。たんぱく質が足りなければ安定した〝睡眠力〟を得ることができません。

さらに、そのたんぱく質が最終的にメラトニンを合成するためには、ビタミンB_6とナイアシンが必要になります。いずれも**動物性の食品に多く含まれていますから、肉や魚介類を積極的に摂るようにしてください。**

また血糖コントロールがうまくいっていない方は、いい睡眠が得られないこともわ

かっています。

糖質の摂りすぎによって血糖値が不安定な状態では、**眠りについてもすぐに目が覚める、夜中に何度も目が覚める、一度目が覚めるとなかなか寝つけなくなる、**という状況に。すると、翌朝すっきりと目覚めることができず、疲れも取れないといった悪循環に陥ってしまいます。

そういう方は、**夕食はご飯などの炭水化物を抜く、あるいは就寝前の寝酒やアイスクリームなどの甘い物をやめる**ことが理想的。

その代わり、いい睡眠をもたらすためにおすすめなのは、**寝る前の〝ちょい食べ〟**。ただし食べていいのは**１００キロカロリー以内のたんぱく質**です。

ホットミルクや無糖ヨーグルト、ナッツなど、少量のたんぱく質を食べて寝ると、血糖値が安定し、睡眠ホルモンであるメラトニンが分泌されて、眠りにつきやすく、熟睡できるようになります。

更年期障害による不眠の場合の解決法はもっと簡単。イソフラボンを摂取するようにすれば、おのずと改善されていくはずです。

症状 02

頭痛・偏頭痛

栄養対策

鉄 脳の酸欠を防ぐ ▼ 食材 牛・豚・鶏レバー、牛赤身肉、かも肉、鶏もも肉、マグロ、カツオ、あさり

マグネシウム 脳の血管の収縮を防ぐ ▼ 食材 豆腐、がんもどき、アーモンド、落花生、ほうれん草

頭痛の原因は、脳に何らかの問題があるなど、深刻な病気が隠されている可能性がなきにしもあらず。まずは医療機関できちんと検査を受けることをおすすめします。

その上で何の原因も見つからない場合は、ほとんどが栄養不足といえるでしょう。

では不足しているのは何か？

ずばり鉄です。

鉄欠乏になると「疲れやすい」「イライラする」「うつっぽくなる」「冷え症になる」など、さまざまな不定愁訴が生じますが、原因不明の頭痛もその一つです。

鉄には脳に栄養や酸素を運ぶ働きがありますから、これが不足すると脳が酸欠状態となり、痛みとなってあらわれるのです。

改善するためにはとにかく鉄を補給すること。

摂るなら、**吸収力の高い動物性の鉄（ヘム鉄）**を。ほうれん草やプルーンなどに含まれる**植物性の鉄（非ヘム鉄）を摂る場合にはビタミンCを一緒に摂ると吸収力を高めることができます。**

また、**頭痛はマグネシウム不足が原因の場合も**あります。とくに**目の奥がズキズキと痛むような偏頭痛**はこちらの可能性大。

脳の血管の収縮に関係があることから、マグネシウム不足に陥ると脳の血流が悪くなり、痛みをともなうことになるといわれています。

とかく現代人はマグネシウムが不足しがちです。**ストレスを受けると尿中から排出されてしまいますし、アルコールや精製された食品（白いご飯や、食パンなどの白いパンなど）の過剰摂取もまたマグネシウムを消耗させる原因に。**摂取するときには、ブラザーミネラルであるカルシウムも一緒に補うことも忘れずに。

さらに、ストレス性の頭痛もあります。**頭全体が締めつけられるような痛み、首筋のこりやめまいをともなう頭痛**はこれに当たります。

この場合はストレスに打ち勝つためのからだづくりが必要で、摂ってほしいものは**副腎皮質ホルモンの材料となるビタミンC、たんぱく質、パントテン酸**です。

症状
03

薄毛・抜け毛・白髪

栄養対策

たんぱく質 髪の材料 ▼ **食材** 牛赤身肉、豚もも肉、鶏むね肉、卵、カツオ、チーズ、ヨーグルト、豆腐

亜鉛 新陳代謝を助ける ▼ **食材** 牡蠣、カニ、牛赤身肉、ラム肉、ウナギの蒲焼、ホタテ、サバ、あさり

ビタミンA 細胞を活性化させる ▼ **食材** 牛・豚・鶏レバー、ウナギの蒲焼、ホタルイカ、いくら

加齢とともに髪の毛が薄くなるのは仕方がないと諦めてはいませんか。髪の毛にハリやコシがなくなって、パサつきがちになるから、年をとったらショートカットにするしかない……なんて思っていませんか。

そんなことはありません！　きちんと必要な栄養さえ摂っておけば、いくつになっても長くツヤのある髪の毛をキープすることができます。

当然ながら、摂ってほしいのは**髪の毛の材料となるたんぱく質**です。

以前、薄毛に悩んでいる女性のご相談を受けたことがあります。地肌が見えるほどの髪の量で、残念ながら年よりも老けて見えました。**血液検査をしたところ完全なるたんぱく欠乏状態**でしたので、「これからは毎日、卵を3個食べてくださいね」と食事指導をしました。

彼女はきちんとそれを守ってくれたようで３カ月後には、「髪の毛が増えて地肌が見えなくなってきました！」という嬉しい報告を受けました。

かくいう私も、アラ還になったいまでもロングヘアーを維持できているのは、まさに肉食のおかげ。たんぱく質をたっぷり摂っていることが勝因といえます。

そして抜け毛予防に有効なのが**亜鉛**です。

亜鉛はたんぱく質を合成して新しい細胞をつくる働きの持ち主。**新陳代謝が活発に行なわれる毛髪部分にこそ亜鉛は必要不可欠な栄養素**です。反対に不足すれば、毛が抜けやすくなりますから気をつけて。亜鉛とともに、細胞を**活性化させる作用のあるビタミンA**を摂り入れるとより効果的です。

また白髪が気になる人が摂取すべきは鉄です。**若白髪の原因は鉄欠乏にある**といわれますから、白髪を増やさないためには鉄をしっかり補給することです。老化による白髪を食い止めることはできませんが、鉄の摂取によりそのスピードを緩やかにすることは可能です。

症状04

目の若さを保つ

栄養対策

コンドロイチン硫酸 目の水分を保つ ▼ **食材** 牛・豚・鶏の軟骨、牛すじ、フカヒレ、山いも、オクラ

ビタミンA 粘膜を維持する ▼ **食材** 牛・豚・鶏レバー、ウナギの蒲焼、ホタルイカ、いくら、にんじん

たんぱく質 粘膜の材料 ▼ **食材** 牛赤身肉、豚もも肉、鶏むね肉、卵、カツオ、チーズ、ヨーグルト、豆腐

自分が「年をとったなあ」と実感させられることに目の老化があります。新聞や本の文字が近距離で読めなくなるといった**老眼はもちろん、視力低下や眼精疲労、目のかすみ、ドライアイ、白内障**にいたるまで、目にはさまざまな不快症状があらわれますが、それを予防・改善してくれるのが**コンドロイチン硫酸**です。

そもそも目にはコンドロイチンが多く含まれています。角膜の透明度はコンドロイチンによって維持されていますし、水晶体や硝子体もコンドロイチンがあってこそ保水力や弾力がキープされています。

ところが、年齢とともにコンドロイチンを合成する能力が低下しますから、コンドロイチンが不足すればおのずと目にも悪影響が出るというわけです。

コンドロイチンを摂取すれば、老眼になるスピードは低下。白内障も改善するといわれ

ています。

さらには**飛蚊症**にも効果的です。飛蚊症とは視界に白い線や黒い点が浮遊して見える症状で、加齢にともなって発症率が増加します。目の前に小さな虫のようなものがヒラヒラと飛び回って見えるのですから、気持ち悪いですよね。

眼科に行っても「老化やストレスによるもの」とされ、確実な処方はないといわれていますが、これもコンドロイチンで改善することが可能です。

私がカウンセリングをしている女性のなかにも飛蚊症で悩んでいる方がいましたが、コンドロイチンを摂ってもらったところ、１カ月ほどで症状は改善しました。

さらに目には、**ビタミンAとたんぱく質**も必要不可欠です。

たんぱく質が**目の粘膜の材料**になることはもちろん、ビタミンAには**粘膜を正常に維持**するほか、抗酸化作用によって**目の疲れやドライアイの改善、近視の抑制**にも働きます。

私自身、パソコン作業が多く目を酷使していますが、これらの栄養をしっかり摂っているおかげで、ドライアイや眼精疲労とは無縁。しかもアラ還になった今でも老眼がなく、同年代の友人に驚かれています。

症状
05

目のくま

栄養対策

鉄 血流の改善 ▼ **食材** 牛・豚・鶏レバー、牛赤身肉、かも肉、鶏もも肉、マグロ、カツオ、あさり

ビタミンC 鉄の吸収を助ける ▼ **食材** ブロッコリー、赤ピーマン、菜の花、ミニトマト、かぼちゃ

多くの方が目の下のくまは一時的な疲れや寝不足が原因だと思っているようですが、根本的な原因は**鉄欠乏**にあります。

鉄分が不足すると、全身の血流が滞ります。とくに**目の下は毛細血管が集中していて、皮膚も薄いため、見た目に影響が出やすい部分。**貧血になった途端に、目の下が紫色〜グレーがかった色になってしまうのはそのためです。常に目の下にくまがあるような方は、慢性的な貧血状態にあるといえるでしょう。

鉄分豊富な**赤身肉やレバーはもちろん、マグロやカツオなど血合いを多く含む食材**を積極的に摂りましょう。また、小松菜やほうれん草、プルーンなど植物性に含まれる非ヘム鉄を摂るときは、鉄分の吸収を助けるビタミンCも同時に摂ってくださいね。

症状06

シワ・たるみ

栄養対策

鉄 コラーゲンの材料 ▼ **食材** 牛・豚・鶏レバー、牛赤身肉、かも肉、鶏もも肉、マグロ、カツオ、あさり

ビタミンC コラーゲンの材料 ▼ **食材** ブロッコリー、赤ピーマン、菜の花、ミニトマト、かぼちゃ

コンドロイチン硫酸 肌の潤いを維持 ▼ **食材** 牛・豚・鶏の軟骨、牛すじ、フカヒレ、山いも、オクラ

シワやたるみができるのは、ずばり**コラーゲン不足**が原因です。

とくに閉経によってエストロゲンが減少するとコラーゲン不足は加速しますから、より注意が必要です。とはいえ「コラーゲン入りの化粧水でケアしてるから大丈夫でしょう?」というのは間違い！　コラーゲンを直接肌に与えたところで、それがそのまま皮膚のコラーゲンとして使われるわけではありません。

あくまでもコラーゲンは体内で生成されるものですから、**材料となるたんぱく質、鉄、そしてビタミンC**をきちんと摂っておくことが重要になります。

また**コンドロイチン硫酸による保水効果**も抜群です。

乾燥を防ぐことはもちろん、加齢によって失いがちな肌の弾力やハリ、みずみずしさを取り戻すためにもぜひ活用することをおすすめします。

症状 07

シミ

栄養対策

鉄 活性酸素を除去 ▼ 食材 牛・豚・鶏レバー、牛赤身肉、かも肉、鶏もも肉、マグロ、カツオ、あさり

亜鉛 新陳代謝を助ける ▼ 食材 牡蠣、カニ、牛赤身肉、ラム肉、ウナギの蒲焼、ホタテ、サバ、あさり

ビタミンC メラニン生成を抑制 ▼ 食材 ブロッコリー、赤ピーマン、菜の花、ミニトマト、かぼちゃ

若い頃に比べて「シミができやすくなった」「シミが濃くなって目立つようになってきた」と感じる人は多いのではないでしょうか。

そもそもシミとは、老化や病気のもととなる活性酸素を体内で発生させないために、メラニン色素で黒い幕を張って紫外線をブロックするという、いわばからだの防御反応です。

若いうちは、ターンオーバーによって黒くなった細胞がきちんと剥がれ落ちるためシミになりにくいのですが、加齢とともにその能力は低下します。

しかも繰り返し紫外線を浴びることで、メラノサイト（色素細胞）が活性酸素にやられてしまい、大量のメラニンが発生することに！　これが加齢によるシミの成り立ちです。

シミ対策として、まず摂ってほしいのは鉄です。

鉄は、**活性酸素の退治に有効な酵素の材料**だからです。活性酸素が減少すれば、メラニンが必要以上に発生することもなくなります。

そして、**ターンオーバーを正常に促すための亜鉛**も重要な要素の一つ。亜鉛にはほかにも、からだの中の細胞をいきいきと元気にさせる働きもありますから、積極的に摂っておきたいものです。

また、**すでにできてしまったシミを目立たなくするためには、抗酸化作用の強いビタミンCが効果的**といえます。

シミを薄くし、消し去ってくれる効果があり、さらにはメラニンの生成を抑制する働きもありますから、新しいシミを予防するためにもおすすめです。

ただし、酸化したビタミンCでは何の役にも立ちません。**食材にしてもフレッシュなものでなければ意味がなく、サプリメントを活用する場合も、加工する過程ですでに効果を失っているものもありますから、選び方（１２７ページ参照）に注意が必要**です。

最近では、**色素沈着を抑制してくれる栄養素としてコンドロイチン硫酸に注目が集まっています。**若々しい肌づくりにも期待大ですから、摂っておいて損はなし！

若々しさをキープするためには積極的に摂りたい栄養といえます。

症状
08

難聴

栄養対策

コンドロイチン硫酸

耳の軟骨の材料

▼

食材

牛・豚・鶏の軟骨、牛すじ、フカヒレ、山いも、オクラ

個人差はあるものの、耳の老化（老人性難聴）は、30歳くらいから始まり、60歳を過ぎると急速に進むといわれています。

音が聞き取りづらい、声がよく聞こえない、高音や低音など特定の音域だけが聞こえない、といった聴力の低下や、何らかの雑音がいつも聞こえる耳鳴りが発生する場合もあるようです。

こうした**難聴の予防・改善に有効なのがコンドロイチン硫酸**です。関節や軟骨の健康に有効な成分としておなじみの栄養素ですよね。

「それが難聴に効くの?」と思われるかもしれませんが、実は、難聴が生じる原因の一つは、**耳の中の軟骨が磨り減ってしまうこと**にあります。

耳の中の軟骨は、外から入ってくる音の衝撃を吸収して、体内に響かせるという大切

な働きを担っていますが、加齢とともにこれが劣化。すると音への耐性が弱くなり、結果として耳が聞こえづらくなってしまうというわけです。

もともと耳の軟骨にはコンドロイチンが多く存在していて、耳にいい響きを与える**〝快音成分〟**ともいわれるほど。コンドロイチンは加齢とともに生成能力が低下するため、軟骨の磨り減りを予防するためにも、快音成分を満たしてあげるためにも、コンドロイチンは有効といえます。

ただし症状が悪化しすぎた難聴を元に戻すのはなかなか厳しいもの。

できれば、少しでも「音が聞こえにくくなった……」など、耳に何らかの違和感を覚えたときにはすぐにコンドロイチンの摂取をはじめましょう。

そのまま放っておくと、難聴だけでなく、頭痛や肩こりといった症状も併発する恐れもありますから、なるべく早い対処がおすすめです。

ちなみに、難聴はストレスが引き金になるケースもよく見られますから、**ストレスに対抗するための栄養**（119ページ〜）をきちんと摂っておくことも大切です。

症状 09

健康な歯を保つ

栄養対策

たんぱく質 歯の材料 ▼ **食材** 牛赤身肉、豚もも肉、鶏むね肉、卵、カツオ、チーズ、ヨーグルト、豆腐

カルシウム 歯の材料 ▼ **食材** 牛乳、煮干し、干しエビ、ヨーグルト、プロセスチーズ、豆腐、がんもどき

ラクトフェリン 虫歯を予防 ▼ **サプリメント摂取がおすすめ**

年を重ねたときに歯が健康か、不健康かというのはとても重要な問題です。歯が悪いとそれだけで老けた印象になりますし、何よりおいしいものが食べられなくなっちゃうなんて嫌ですよね！　ましてや差し歯や入れ歯にはやっぱりなりたくはないものです。

まず、いつまでも歯を健康に維持するために取り組んでほしいのは**糖質制限**です。砂糖を使った甘いお菓子はもちろん、ご飯やパン、麺類などの炭水化物を中心とした食生活を送っていると、歯はいつの間にか悪くなる傾向に。実際、**糖の摂りすぎによって血糖調節がうまくいかない状態の人は、歯がもろくボロボロになりやすい**というデータもあがっています。

さらに糖質の摂りすぎは虫歯だけでなく、**糖尿病や動脈硬化を引き起こしかねない歯**

周病の原因にもなりますから（詳しくは98ページ参照）、歯を守るために糖質制限は非常に有効な手段なのです。

そのうえで歯を丈夫にするためには材料となる栄養を摂取することが必要不可欠。摂りたいのは**歯の材料となるたんぱく質と、健康で丈夫な歯を形成するために重要なカルシウム**です。

いずれも歯以外にも多様に用いられるため、なにかと不足しがちですが、この２つの栄養素がないと歯の健康は保てませんから、十分摂るようにしてください。

また、歯の健康を支えてくれる栄養素に**ラクトフェリン**があります。

これはもともと唾液や母乳に多く含まれる成分。**口の中の細菌を浄化し、除菌する作用によって感染症を防いでくれる**という頼もしい味方で、歯周病の予防に絶大な効果を発揮します。

ただし、ラクトフェリンは食材から十分量を補うのは難しいため、サプリメントに頼るほうがいいでしょう。

症状10

口臭

栄養対策

ラクトフェリン

歯周病菌を抑制

▼

サプリメント摂取がおすすめ

口臭は、口の中の細菌が原因であり、細菌が溜まる理由は主に2つあります。

一つ目は**虫歯**です。虫歯菌によって歯に穴が空き、そこに食べ物のカスが溜まると、細菌が繁殖してプラーク（歯垢）となって嫌な臭いを発します。さらに**歯周病**もそう。歯と歯茎の境目の歯周ポケットにプラークが溜まると、細菌によって歯肉が炎症を起こして、さらに細菌が増殖。これがガスを発生して口臭となります。

とくに**加齢によって口内の細菌は繁殖しやすくなる傾向に。**歳とともに口臭が強くなりがちなのはそのためです。

予防・改善におすすめなのは**ラクトフェリン**です。**虫歯を予防する作用や歯周病菌を抑制**してくれる働きもありますから口臭が気になりはじめたらぜひお試しを。もちろん、歯磨きなどのオーラルケアも忘れずにしてくださいね。

症状11

ものが飲み込みにくい

栄養対策

鉄 粘膜の代謝を助ける ▼ **食材** 牛・豚・鶏レバー、牛赤身肉、かも肉、鶏もも肉、マグロ、カツオ

ビタミンA 喉の粘膜の材料 ▼ **食材** 牛・豚・鶏レバー、ウナギの蒲焼、ホタルイカ、いくら、にんじん

グルコサミン・コンドロイチン硫酸 喉を潤す ▼ **食材** 牛・豚・鶏の軟骨、牛すじ、フカヒレ、山いも

年とともに食べ物をうまく飲み込めない、飲み込むのがつらい、喉に詰まった感じがするという嚥下障害が起きることがありますが、その理由は明らかです。**喉や食道の粘膜がカサカサに渇いているから。**ヌルヌルとした分泌物が少なくなり、潤いが低下していることが原因です。乾燥しているホースと潤いのあるホースでは、物の通り具合が違いますよね？　それと同じです。粘膜が乾燥しているため、食べたものが滑らかに喉を通らず、詰まりやすくなってしまうのです。

喉の潤いを取り戻すためにまず摂ってほしいのは、**粘膜の代謝に有効な鉄**です。併せて**粘膜を強化するビタミンA**を摂取するとさらに効果的です。

それでも改善しない場合には、**潤い成分であるグルコサミンやコンドロイチン硫酸**を活用してみましょう。

症状 12

ドライマウス

栄養対策

亜鉛 唾液の分泌を促す ▼ **食材** 牡蠣、カニ、牛赤身肉、ラム肉、ウナギの蒲焼、ホタテ、サバ、あさり

ビタミンA 粘膜を再生 ▼ **食材** 牛・豚・鶏レバー、ウナギの蒲焼、ホタルイカ、いくら、にんじん

コンドロイチン硫酸 唾液の材料 ▼ **食材** 牛・豚・鶏の軟骨、牛すじ、フカヒレ、山いも、オクラ、なめこ

「口の中が渇きやすい」「口がねばねばする」「風邪を引いているわけではないのに喉が痛い」といった症状のある方は、ドライマウスの可能性大。

文字通り、口の中が乾燥する症状であり、唾液の分泌量の減少が原因です。唾液が少なくなると、口の中の細菌が活性化するため口臭や虫歯、歯周病の原因に。また高齢になると食べ物が誤って気道に入って誤嚥性肺炎を引き起こし、最悪の場合亡くなる場合もありますので、早めに対処しておきたいところ。

では、なぜドライマウスが起きるのでしょうか？　答えは、**亜鉛不足**です。亜鉛が不足すると正常な唾液の分泌ができなくなりますからしっかりと補うこと。このとき**粘膜再生効果のあるビタミンA**と併せて摂るとより有効です。

また**唾液の材料であるコンドロイチン硫酸**を摂取することもおすすめです。

症状13

食いしばり

栄養対策

糖質制限

血糖値を安定させる

睡眠時、**歯ぎしりをしたり、ギュッと歯を食いしばる**方がいます。朝起きると痛みがひどく、食事ができないほど顎が痛くなる場合もあるとか。

こうした症状にはストレスや緊張など、さまざまな要因が絡んでいますが、栄養療法から見ると**血糖調節がうまくいっていない**証拠です。

そもそも食いしばりには**アドレナリンという興奮系のホルモン**が関係しています。糖質を摂ると、血糖値の乱高下が起きて、血糖値を上げるときにこのアドレナリンが多く分泌されることに。これが食いしばりを引き起こす原因となるのです。

一日中糖質制限をするのが難しい場合は、**せめて夕食だけでも糖質制限を。**もちろん寝る前のお酒や甘いものも控えるようにしてください。

症状14

手のこわばり

栄養対策

カルシウム　石灰化を予防 ▼ 食材　牛乳、煮干し、干しエビ、ヨーグルト、プロセスチーズ、豆腐、小松菜

マグネシウム　カルシウムの吸収促進 ▼ 食材　豆腐、がんもどき、アーモンド、落花生、ほうれん草

朝起きたときに手のこわばりがある、ギシギシとして動かしにくいという症状が出ると、「もしかしたらリウマチかしら？」と思われるかもしれません。

もちろん検査をしてその有無は確認してほしいのですが、もしリウマチの可能性がないのであれば**カルシウム不足**が原因です。

閉経を迎えると、エストロゲンが減少する影響で、骨のカルシウムが必要以上に血中に流出しやすくなります。すると、**あまったカルシウムが関節にくっついて石灰化。**これが関節がギシギシする原因になります。

予防・改善するためには、食事できちんとカルシウムを摂ること。このとき、マグネシウムが不足していると意味がありませんから、併せて摂るようにしてください。

症状15

肩こり

栄養対策

ビタミンB群 乳酸の代謝促進▼**食材** 牛・豚・鶏レバー、ウナギの蒲焼、マグロ、カツオ、サンマ、サバ

ビタミンE 血流アップ▼**食材** アーモンド、アボカド、落花生、モロヘイヤ、いくら、たらこ、豆乳

鉄 血流アップ▼**食材** 牛・豚・鶏レバー、牛赤身肉、かも肉、鶏もも肉、マグロ、カツオ、あさり

加齢にともない慢性化する症状に肩こりがあります。頭痛や吐き気を招くほどひどくなる場合もあるようです。

マッサージやストレッチ、なかには薬に頼るなど、自分なりの努力をされている方もいますが、なかなか改善されないというのが実際のところでしょう。

肩こりは、筋肉に負担がかかるときに発生する**乳酸という疲労物質が代謝されずに残り、筋肉が硬直して血流が悪くなる**ことで生じます。

改善するためには**乳酸の代謝を助けるビタミンB群**を摂ること。また**血流をよくするビタミンEと、からだの隅々に酸素を送る鉄分**も同時に摂取するといいでしょう。

また、難聴や食いしばりによって肩こりを招くこともありますから、その際には各ページを参照しながら改善するようにしましょう。

症状16

太りやすい

栄養対策

カルニチン 脂肪をエネルギーに変える ▼ **食材** ラム肉、牛ヒレ肉、豚ヒレ肉

閉経を迎え、エストロゲンが減少するとどうしても女性は太りやすくなりますが、何の対策もしないままではあっという間に肥満になってしまいます。

ダイエットの基本は「低糖質・高たんぱく食」ですが、**肉をしっかり食べるとカルニチンが摂れる**のも、ダイエット効果が高まるポイントです。

カルニチンは体内に溜まった脂肪をエネルギー代謝するときに必要な栄養素。簡単に言えば**脂肪をより効率的に燃焼してくれるありがたい存在**なのです。

若いうちはカルニチンを体内で合成することができますが、40歳を過ぎると合成能力は一気にダウン。加齢とともに痩せにくくなるのはそのためでもあるのです。

カルニチンは赤身肉に多く含まれますが、その代表格が**ラム肉**。ラムの赤身肉は**高たんぱくかつ鉄もカルニチンも豊富**とあって、どんどん食べていただきたいお肉です。

症状17

気分の落ち込み・不安感

栄養対策

たんぱく質 セロトニンの材料 ▼ **食材** 牛赤身肉、豚もも肉、鶏むね肉、卵、カツオ、チーズ、ヨーグルト

ビタミンB群 セロトニンの材料 ▼ **食材** 牛・豚・鶏レバー、ウナギの蒲焼、マグロ、カツオ、サンマ

鉄 セロトニンの材料 ▼ **食材** 牛・豚・鶏レバー、牛赤身肉、かも肉、鶏もも肉、マグロ、カツオ、あさり

「精神的な症状が栄養で改善するの？」と思われる方がいるかもしれませんが、気分の落ち込みや不安感というのは、実は栄養欠損が大きな要因です。

別名〝**幸せホルモン**〟と呼ばれる神経伝達物質の**セロトニンをつくるための材料が不足すると、精神的に不安定な状態になり、最悪の場合はうつ病になってしまう方もいらっしゃいます。**

そうならないために摂ってほしいのは、**神経伝達物質の材料であるたんぱく質、セロトニンの合成に必要なビタミンB群（とくにB_6とナイアシン）**と鉄です。

また更年期の場合は、エストロゲンの低下が原因になることもあります。その際には、女性ホルモンの代役として働いてくれる**イソフラボン**を摂取すること。また**ホルモンバランスを整えてくれるビタミンE**も併せて摂ることがおすすめです。

症状
18

やる気が起きない

栄養対策

ナイアシン 集中力アップ ▼ **食材** カツオ、マグロ、サバ、たらこ、牛赤身肉、豚もも肉、鶏むね肉、かも肉

糖質制限 ナイアシンの不足を予防

「これまで熱中してきたことに、最近はあまり興味がわかない」「出かけるのが面倒くさい」など、何に対してもやる気が起きないという方がいます。「もう年だから……」なんて言い訳をしがちですが、70歳でも、80歳でも元気にバリバリと活躍されている方はいますよね！　やる気が出ないのは、決して年のせいなどではなく、栄養欠損の仕業なのです。

この場合、**不足しているのはビタミンB群の一種、ナイアシン**です。ビタミンB群は集中力を高めて物事に対する興味や関心を高めてくれる栄養素。なかでもナイアシンは別名〝**やる気のビタミン**〟と呼ばれています。

ちなみに甘いものや炭水化物を好んで食べる人は**ナイアシンが糖質の代謝に使われて不足しがちに。**糖質制限にも併せて取り組んでみるといいでしょう。

症状19

疲れを取る

栄養対策

たんぱく質 成長ホルモンの材料 ▼ **食材** 牛赤身肉、豚もも肉、鶏むね肉、卵、カツオ、チーズ、豆腐

鉄 血流アップ ▼ **食材** 牛・豚・鶏レバー、牛赤身肉、かも肉、鶏もも肉、マグロ、カツオ、あさり

ビタミンB群 エネルギー代謝促進 ▼ **食材** 牛・豚・鶏レバー、ウナギの蒲焼、マグロ、カツオ、サンマ

ちょっとしたことですぐに疲れる、疲れが抜けない、からだが「だるおも」という方は、たんぱく質と鉄の欠乏が疑われます。

たんぱく質が不足すれば体力が維持できないことはもちろん、疲労回復効果のある成長ホルモンが分泌できません。また、からだに必要な栄養と酸素を細胞に届ける鉄の欠乏によって、各機能の働きがダウンすることは目に見えています。いずれにしても**〝肉食〟をすれば、ふんばりのきくからだを取り戻すことができるでしょう。**

さらに、**エネルギー代謝を司るビタミンB群**を摂ることも忘れずに。

たんぱく質や糖質、脂質など、食べたものをエネルギーに変えるためにはB群の力が必要不可欠です。不足していれば、エネルギーを作り出すことができず、結果として疲れの取れないからだになってしまいます。

症状20

免疫力の強化

栄養対策

食物繊維 腸の掃除役 ▼ **食材** ごぼう、モロヘイヤ、大豆、おから、ひじき、わかめ、ぜんまい、アーモンド

ラクトフェリン 悪玉菌を抑制 ▼ **サプリメント摂取がおすすめ**

ビタミンC 感染症を予防 ▼ **食材** ブロッコリー、赤ピーマン、菜の花、ミニトマト、かぼちゃ、いちご

免疫力とは、風邪やインフルエンザを予防し、私たちのからだを健康に維持するためのいわばセキュリティシステムのこと。

免疫の強さは〝腸〟の環境によって決まります。というのも、腸管には免疫細胞のおよそ70%が集中しているため。腸内環境が悪くなれば、免疫力もおのずと低下することになるからです。

ただ残念なことに**腸内環境を左右する腸内細菌のバランスは老化によって乱れます。**からだにとって有益な働きをしてくれる善玉菌（ビフィズス菌）は、加齢とともに数が減り、それに反比例して、悪玉菌（大腸菌やウェルシュ菌）は増加します。悪玉菌が優位な状態になると、さまざまな病気にかかりやすくなってしまいます。

この状況を少しでも改善し、常に善玉菌を優位にしておくことが免疫力を強化するた

めの秘訣なのです。

そこで摂ってほしい栄養素は２つ。**食物繊維とラクトフェリン**です。

いうまでもなく食物繊維は腸を元気にするための必需品。**善玉菌のエサとなるだけでなく、腸内をキレイにする掃除役としても有効。消化吸収能力を高めてくれる働き**があります。

そしてラクトフェリンには、なんと**悪玉菌の増加を抑制する作用あり。**つまり、善玉菌の割合を増やすことにつながるわけです。

ほかにも、高い抗酸化作用を持つ**ビタミンC**を摂っておくと感染症の予防や改善に効果的。これらを摂っておけば風邪を引くことはほとんどありませんし、たとえ風邪を引いても早く治すことができるはずです。

症状21

便秘・下痢

栄養対策

ラクトフェリン 悪玉菌を抑制 ▼ **サプリメント摂取がおすすめ**

食物繊維 腸の掃除役 ▼ **食材** ごぼう、モロヘイヤ、大豆、おから、ひじき、わかめ、ぜんまい、アーモンド

加齢とともに腸内細菌のバランスが乱れることで、それまでなかった便秘や下痢に悩まされることも多くなります。

そんなときにも、**腸内環境を整えてくれるラクトフェリン**はおすすめです。

私自身、50歳を過ぎた頃からストレスを受けると下痢になることが多くなりましたが、**ラクトフェリンを飲むようになってからは、下痢になる回数も激減。**すごくいい便が出るようになりました。

便は自分の体調を推し量るバロメーターのようなもの。いい便が出れば体調がいい状態であり、便の臭いが悪い、軟便になる、あるいは便秘で2～3日出ないという場合は、腸の環境が悪くなっている証拠。免疫力も低下しているサインですから、ラクトフェリン、または食物繊維をしっかり補って腸内環境を整えるようにしましょう。

症状22

花粉症・アレルギー

栄養対策

ラクトフェリン 免疫の過剰反応を抑制 ▼ **サプリメント摂取がおすすめ**

たんぱく質 皮膚のバリア機能を高める ▼ **食材** 牛赤身肉、豚もも肉、鶏むね肉、卵、カツオ、チーズ

鉄 花粉症の緩和 ▼ **食材** 牛・豚・鶏レバー、牛赤身肉、かも肉、鶏もも肉、マグロ、カツオ、あさり

花粉症やアレルギー症状は、免疫系の過剰反応が引き起こす症状。まずは172ページで紹介した栄養素を摂り、免疫力のバランスを維持することが先決です。

なかでもラクトフェリンは、アレルギー症状に対してさらに画期的な働きの持ち主。**免疫反応を起こす抗原やアレルゲンに対して、いちいち過剰に反応しない〝経口免疫寛容〟という機能の持ち主**ですから積極的に摂るといいでしょう。

また体内にアレルゲンを侵入させないように、**皮膚や粘膜などのバリア機能を高める**ことも一つの手。材料となるのは**たんぱく質と鉄分**です。さらには**正常な皮膚や粘膜の維持に有効なビタミンA**を補充すると、さらに効果が期待できます。

ちなみに、**花粉症に苦しむ人は鉄欠乏であることが多く、これを改善すると症状が緩和されること**もよくあります。

症状 23

尿漏れ・尿失禁

栄養対策

イソフラボン エストロゲンの代役 ▼ 食材 大豆、豆乳、納豆、豆腐、油揚げ、がんもどき

尿取りシートや尿吸収パッドという尿ケア商品が多く出回っていることから、尿失禁や尿漏れに悩む女性が多いことがうかがえます。

年齢別に見ると**〝尿失禁保有率〟はなんと50代がピーク。**エストロゲンが減少することによって尿道粘膜が萎縮することが原因の一つといわれていますから、**改善には女性ホルモンの代わりを務めてくれるイソフラボンの補充が有効**です。

もちろん出産によって**骨盤底筋群が脆弱化**していることも大きな要因に。筋トレ（96ページ）で、引き締める力を取り戻しましょう。

また、**尿漏れを引き起こす人の50％は肥満による腹圧性尿失禁異常である**ことも認められています。とにかく、太っているなら痩せること！　そのためには「肉、ときどき野菜」生活を送ることが一番の近道です。

症状24

頻尿・残尿感

栄養対策

ノコギリヤシ 前立腺障害に有効▼**サプリメント摂取がおすすめ**

亜鉛 前立腺障害に有効▼**食材** 牡蠣、カニ、牛赤身肉、ラム肉、ウナギの蒲焼、ホタテ、サバ、あさり

夜中に何度もトイレに行きたくなる、トイレが近い、力を入れないと尿が出ない、排尿後もすっきりしない……。このような排尿障害は、男性の場合は**男性ホルモンのバランスが乱れることで生じる前立腺肥大**による症状です。50歳を過ぎた頃から生じる加齢変化であり、ひどくなると日常生活にも支障をきたすことになります。

そこでおすすめなのは**ノコギリヤシ**というサプリメント。聞き慣れない名前かもしれませんがノコギリヤシという植物の果実から抽出したエキスであり、欧米では古くから**強壮薬**として愛用されている栄養素です。さらに**亜鉛も前立腺障害に有効な栄養素。**併せて摂るとより効果が期待できます。

ノコギリヤシは、**女性の腹圧性尿失禁や膀胱過敏症**といった排泄障害にも有効であることも認められていますから、不安がある方はぜひお試しください。

症状 25

ひざ痛・関節痛

栄養対策

コンドロイチン硫酸・グルコサミン

軟骨の材料 ▼ **食材** 牛・豚・鶏の軟骨、牛すじ、フカヒレ、山いも

年とともに圧倒的に増えるのが関節痛です。ひざや腰に痛みを抱える人が多くなりますが、その原因は**関節に存在する軟骨の減少**にあります。

そもそも関節は、軟骨をクッション役にしています。関節が受ける衝撃を吸収し、骨と骨との摩擦を防いでくれる軟骨があるからこそ、私たちは痛みをともなうことなく関節を円滑に動かすことができるのです。

ところが、加齢にともなって軟骨は磨り減りがちに！　その大きな要因の一つは軟骨をつくる材料が不足するからです。

では、その材料とは？　ずばり**コンドロイチン硫酸**です。

これまでも何度かお話してきたように、コンドロイチンの生成力は加齢とともに低下します。栄養で摂らなければ慢性的に不足して、関節や軟骨を丈夫に維持することがで

きなくなってしまうのです。

併せて、グルコサミンを補うことも有効な手段の一つ。**グルコサミンは、コンドロイチンの前駆体であるだけでなく、潤い成分であるヒアルロン酸の原料**にもなります。さらには、関節の破壊を抑制する作用も持ち合わせていますから、摂っておいて損はありません。

ただ栄養を補充すればいいのかというと、そう単純にはいかないものです。

関節痛の原因は**肥満**にもあります。からだが重いとそれだけ関節に負担をかけて、軟骨を磨り減らすことになりますよね？　姿勢が悪くなり、からだのバランスも崩れますから、関節や軟骨には余計な負荷がかかることに。肥満を解消することが関節痛の予防・改善に必需なのはおわかりいただけるでしょう。

最後に覚えておいてほしいのは、関節疾患は高齢になって突然あらわれるものではないということ。**若い頃からの生活環境や食習慣などに大きく影響**されるものですから、たとえいま痛みがなくても、栄養をきちんと摂取し、肥満の予防・改善をしておくこと、さらに筋肉を増やしておくことがとても大切です。

症状 26

性の悩み

栄養対策

コンドロイチン硫酸 粘膜の材料 ▼ **食材** 牛・豚・鶏の軟骨、牛すじ、フカヒレ、山いも、オクラ、なめこ

亜鉛 男性機能を活性 ▼ **食材** 牡蠣、カニ、牛赤身肉、ラム肉、ウナギの蒲焼、ホタテ、サバ、あさり

いくつになってもパートナーとの営みを大事にしたい、楽しみたいと考えるのは当然のこと。最近は50歳を過ぎてから結婚をする、あるいは再婚を考える方も多いようですが、そんなときに直面するのが性の悩みではないでしょうか。

女性の場合は外陰部が濡れにくくなり、性交時に痛みを感じてしまうということが挙げられますが、そんなときには**コンドロイチン硫酸**を摂りましょう。**皮膚や粘膜の潤いをもたらしてくれる作用**があり、外陰部に対しても同様に有効です。

男性なら気になるのは勃起不全でしょう。改善に有効なのは亜鉛です。精液や前立腺には高濃度の亜鉛が含まれているため、**精子の形成や男性機能の働きを活性化**させるためにはなくてはならない栄養素といえます。

症状27

こむら返り・足がつる

栄養対策

マグネシウム

筋肉組織の材料▼**食材**　豆腐、がんもどき、アーモンド、落花生、ほうれん草、干しひじき

睡眠中に突然ふくらはぎが痙攣する、目が覚めてしまうほどの激しい痛みに襲われるといった〝**こむら返り**〟は、マグネシウムでほとんど解決できます。

こむら返りは、**カルシウムとマグネシウムのバランスが崩れる**ことによって生じる症状。この2つはブラザーミネラルと呼ばれ、一緒に働くという特徴の持ち主ですが、そのストック量が違います。カルシウムは骨に貯金があるのに対して、マグネシウムにはストッカーがありません。不足すると筋肉組織に存在するマグネシウムを奪うことになり、それが筋肉を痙攣させることになるのです。ですから、**マグネシウムを補いさえすればこむら返りになることはありません。**

そもそもミネラルバランスが崩れるのは、間違ったダイエットや偏った食事が原因ですから、バランスのとれた正しい食事をすることこそがなにより大切です。

特別対談

溝口徹×定真理子

パートナーのための栄養セラピー

男性にも更年期障害はある？

50歳から〝元気が続く〟栄養とは？

定　更年期障害というと、女性特有のものと思われがちですが、男性にもあるんですよね？

溝口　あります。最近では男性の更年期のことを、〝**LOH症候群**（Late Onset Hypogonadism syndrome）**＝性腺機能低下症**〟と呼ぶようになりましたね。
生気消失、イライラ、集中力の低下といった精神的症状から、筋力低下、疲労感、発汗などの身体症状、性欲低下や勃起不全といった性機能関連まで、その症状は多岐にわたります。女性の更年期障害がエストロゲンの低下が原因なのに対し、**男性はテストステロンという男性ホルモンの減少が原因**です。

定　女性は閉経が大きな転機になりますが、男性の場合は？

溝口　男性の場合は、緩やかですね。40代後半から少しずつテストステロンが減少していく感じです。
そもそも**男性ホルモンの材料は、ストレスに対抗する「コルチゾール」と同じ**です。だから、ストレスを受けると性ホルモンが生成されにくくなる。男性の50代といえば、ストレスは相当あるでしょう。社会的な立場もあるし、お酒を飲む機会も多い。ストレス対抗でコルチゾールが大量に使われ、結果としてテストステロンの分泌量が減少することになるわけです。

定 女性に限らず、男性も食事の見直しは必要ですね。

溝口 もちろん。男性の場合はストレスマネージメントが必須でしょうね。

基本は糖質制限&高たんぱく。〝+α〟で疲労回復、抜け毛も予防!

定 では、50代から男性はどんな食事をしていくべきなのでしょう?

溝口 ベースとなるのは糖質制限です。お腹がでっぷりと出ていたら、60代、70代になったとき健康ではいられませんよ。大事なのは血糖値をできるだけ上げない食事をすること。そしてからだをつくるたんぱく質を入れること。**「低糖質・高たんぱく食」が基本**ですね。

定　この本でお伝えしている「肉、ときどき野菜」は、女性だけじゃなくて、パートナーである男性と一緒に実践してほしいですね。「低糖質・高たんぱく食」のほかに、男性が摂るべき栄養といえば？

溝口　**亜鉛**ですね。**ストレスに対して強くなることができて、疲労回復にも有効**です。**抜け毛の予防**にもいいですし、**男性ホルモンの合成**にも不可欠な栄養素です。

定　私も亜鉛は欠かさないですね。年齢的なこともあるけど、私の場合はアトピー性皮膚炎があるから。亜鉛が不足するとすぐに肌がかさついてゴワゴワするけど、きちんと摂っているおかげで肌を健康に維持できていますよ。

溝口　亜鉛は皮膚の新陳代謝に欠かせない栄養ですからね。あとはやっぱり髪の毛に効果が出てますよね。溝口先生、髪の毛ふさふさだし！　私と同じですね（笑）。

日頃の栄養補給のたまものです（笑）。

あとはやっぱり**ビタミンB群**でしょうね。これも50代からの男性にはぜひ摂ってほしい。ビタミンB群って、重要性を認識している方は意外と少ないですが、**疲労回復やエネルギー代謝**に欠かせないものですからね。不足すると集中力が切れたり、イライラしたり、疲れが抜けにくかったり……。一日の疲労をしっかりリセットするためにも、ビタミンB群は欠かせないですね。

定　ビタミンB群が豊富に摂れるのは、赤身肉ですよね。とくに豚肉や、レバー類。

溝口　**栄養がきちんと摂れているかどうかで、すごく差が出てくるのが50代**でしょうね。体力的にも、精神的にも。これまでは若さでカバーできていたことが、できなくなりますからね。栄養欠損がひどい人は、医薬品レベルのサプリメント（127ページ参照）を活用してもいいでしょうね。必要な栄養をきちんと入れると、からだがヒューッと軽くなるはずです。

〝質の高い70代を迎える〟ということ。

溝口　食事とともに大事なのが**適度な運動**ですね。別に特別なことをしなくてもいいんです。通勤や帰宅のときに2駅分歩いてみたり、エレベーターをなるべく使わず、階段の上り下りをしてみたり。それだけでも十分いい運動になりますからね。

定　55歳になるうちの夫は、ミュージシャンという仕事柄、家にこもって作業をすることも多くて、運動不足は気になってますね。「今日何歩、歩いた？」なんてこともしょっちゅうですから。ついにルームランナーを買って強制的に歩かせています（笑）。

溝口　50代になったらそうした努力は必要ですよね。〝老後のために……〟と考えちゃうとまだ大げさな気もするけど（笑）。でも、将来を考えるからこそ今からしておくべきことが見えると思うんですよね。

私の目標は〝**質の高い70代**〟を迎えることですね。日本人男性の平均寿命はだいたい80歳くらいでしょう。**70歳からの10年間を元気で過ごすの**

か、それともヨレヨレで暮らすのか。これ、大違いでしょう?

定　雲泥の差！　10年間あればいろんなことができますよ。それなのに腰が痛い、歩けない、入院している、介護を受けなければ生きられなくなるのは、誰だって嫌ですよね。自分はもちろん、パートナーにもなってほしくない。

溝口　目標は、やはりホッファー博士（注：分子整合栄養医学の生みの親で、両氏の師匠にあたるエイブラハム・ホッファー博士）。彼は90歳のときに自分で車を運転してダウンタウンに買い物に行っていましたね。ラム肉のステーキ2人前をペロリと食べていたし、補聴器もしてなかった。90歳に見えないほど肌もキレイでしたね。それに、死ぬまで頭も冴えてました。メールをするとすぐに返事をくれるし、「最新の論文読んだか?」なんて、新しい情報を紹介してくれたり。最期まで元気に講演をしていましたからね。そんなふうに年を重ねられたらいいですよね。

年を重ねたときの自分を、伴侶を、イメージしてみる。

溝口　たとえば、70歳になったときに自分がどうなっているのか、あるいはご主人にどうなっていてもらいたいのかを、イメージしてみるのも大事でしょうね。

定　そうですね。50代はまだまだ元気だから、それほど老後のことを考えずに過ごしがちだけど、今だからこそ基盤をつくることができるわけですから、そのための目標を定めておくことはとても有意義なことです。

溝口　ちなみに僕はね、定年後にやりたいことが山ほどありますから、元気はつらつで年を重ねなきゃならないんです（笑）。

定　私も！　いくつになっても可愛くありたいですし、夫といろんな場所に旅をするのもいいですね。だからこそ、今のうちからきちんと自分自身とパートナーである夫の栄養管理をしなくちゃ、と思っています。

著者紹介

定《じょう》　真理子《まりこ》

新宿溝口クリニック・チーフ栄養カウンセラー

栄養療法により自身の不妊症を克服（現在２児の母）したのをきっかけに、分子整合栄養医学を学ぶ。現在は新宿溝口クリニックで栄養カウンセリングを行なうほか、医療関係者及び一般女性向けの分子整合栄養医学講座や、セミナー等の講師を務める。得意分野は美容・アンチエイジング・ダイエット・不妊対策・子育てなど、女性ならではの悩みに対応した栄養指導。著書に『美肌になる栄養セラピー』、『女性のイライラがスッキリ消える食事』（ともに小社刊）がある。

監修者紹介

溝口《みぞぐち》　徹《とおる》

新宿溝口クリニック院長

1964 年神奈川県生まれ。
福島県立医科大学卒業。横浜市立大学病院、国立循環器病センターを経て、1995 年、痛みや内科系疾患を扱う辻堂クリニックを開設。2003 年には日本初の栄養療法専門クリニックである新宿溝口クリニックを開設。栄養学的アプローチで、精神疾患や発達障害、アレルギーなど多くの疾患の治療にあたるとともに、患者や医師向けの講演会も行なっている。『診たて違いの心の病ー実は栄養欠損だった！』（第三文明社）、『「うつ」は食べ物が原因だった！』（青春出版社）ほか著書多数。

栄養療法に関するお問い合わせ

オーソモレキュラー（栄養）療法

http://www.orthomolecular.jp

新宿溝口クリニック

東京都新宿区新宿2-3-11　御苑前311ビル5F
03-3350-8988
http://www.shinjuku-clinic.jp

50歳からは「肉、ときどき野菜」が正解。

2015年8月20日　初版第1刷発行

著者　定真理子
監修者　溝口徹
発行者　中川信行
発行所　株式会社マイナビ
〒100-0003 東京都千代田区一ツ橋1-1-1 パレスサイドビル
TEL：0480-38-6872（注文専用ダイヤル）
TEL：03-6267-4477（販売部）
TEL：03-6267-4403（編集部）
URL http://book.mynavi.jp

印刷・製本　中央精版印刷株式会社

・定価はカバーに記載してあります。
・落丁本、乱丁本はお取り替えいたします。お問い合わせはTEL：0480-38-6872（注文専用ダイヤル）、または電子メール：sas@mynavi.jpまでお願いいたします。
・内容に関するご質問は、出版事業本部編集第2部まではがき、封書にてお問い合わせください。

ISBN 978-4-8399-5566-3